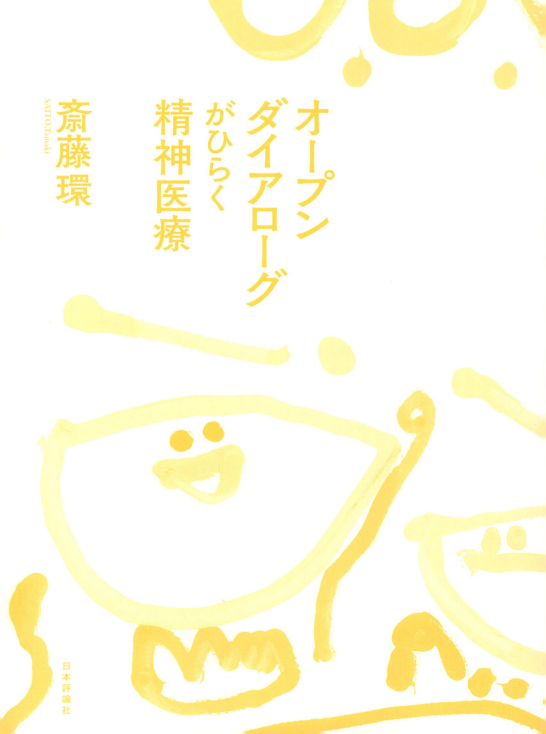

オープンダイアローグがひらく精神医療

斎藤環
SAITO,Tamaki

日本評論社

オープンダイアローグがひらく精神医療　目次

プロローグ　驚異の旅……005

I オープンダイアローグの可能性

1 オープンダイアローグ……013
2 こころのトポスはどう変わったか……025
3 開かれた対話と人薬……054
4 反 - 強度的治療としてのオープンダイアローグ……068
5 心理職とオープンダイアローグの可能性……087

II オープンダイアローグの現場から

6 オープンダイアローグによる統合失調症への治療的アプローチ……097

III

オープンダイアローグを読む

7 アウトリーチとオープンダイアローグ……112

8 〝コミュ障〟は存在しない
開かれた対話と「コミュニケーション」……122

9 「ほめる」こととリフレクティング……133

10 SF的視点が可能にした精神医療への批評
宮内悠介『エクソダス症候群』……147

11 二人であることの病？ 青山七恵『繭』……151

12 ポリフォニーを〝聞き流す〟 坂口恭平『家族の哲学』……158

IV 人間回帰としてのオープンダイアローグ

13 オープンダイアローグがひらく新しい生のプラットフォーム
村上靖彦×斎藤環……169

14 オープンダイアローグの
日本への導入に際して懸念されること……219

あとがきに代えて　走りながら考える……231

オープンダイアローグ主要文献……239

文献……240

初出一覧……244

付録　オープンダイアローグ対話実践のガイドライン〔第1版〕……245

プロローグ

驚異の旅

ずっと疑問だったのだ。ケロプダス病院では、スタッフ一人当たりのケースロードが増えすぎてバーンアウトが起こったり、ミーティングの予約システムがパンクしたりということがなぜないのか？　現地で開かれた研修会に参加した私は、この問いを、講師をつとめる看護師のミア・クルティさんに率直にぶつけてみた。

ところがミアさんはこともなげに答えたのである。

「発症したら、すぐに治療チームが介入してミーティングを開くからですよ」と。

このさりげない回答は、その後私のなかでじわじわと衝撃を広げていった。なんということだろうか。この病院のスタッフは、オープンダイアローグによる早期介入によって、ほとんどの精神疾患の慢性化は防げると確信している。

個人的には、この言葉による衝撃が、この旅のひとつのクライマックスだった。

ドイツからフィンランドへ

二〇一五年八月二七日から九月四日まで、ドイツとフィンランドに出張した。ドイツではオープンダイアローグに関連した学会への参加を、そしてフィンランドではオープンダイアローグ発祥の地、トルニオ市のケロプダス病院を見学するためだ。私にとって今回のツアーはまさに〝驚異の旅〟だった。

今回の旅は、コーディネートしてくださった片岡豊さんの尽力で、スケジュールはじつに盛りだくさんだった。まず八月二九日には、ドイツのゾーリンゲンで国際学会 The 20th International Meeting of the Treatment Of Psychosis に参加した。実質的にはオープンダイアローグの学会である由。

ヤーコ・セイックラ教授の基調講演はドイツ語で、九ヵ国語を操るポリグロット（多言語使用者）の片鱗をうかがわせたが、私たちは英語の同時通訳に懸命に耳を傾けるしかない。オープンダイアローグ研究の最前線についても触れていて、治療ミーティング時の自律神経系の反応や筋緊張などをモニターした結果、成果の上がったミーティングでは自律神経系の反応がシンクロしていたことや、〝シンクロ率〟を上げるためには「笑い smile」が大きな意味を持つことなどが報告された。この学会は当事者が何度も登壇して、まさに「当事者研究」的な対話をするのも印象的だった。

八月三〇日には、セイックラ教授の盟友で二冊の共著を出しているトム・アーンキル氏から、未来語りのダイアローグ（Anticipation Dialogue）のレクチャーを受けた。氏との対話もきわめて実り多いものだったが、今回は割愛する。

いきなり、ひきこもり青年のミーティングに！

八月三一日にはヘルシンキからトルニオに飛び、九月一日からいよいよケロプダス病院での研修が始まった。初日はスタッフから簡単なレクチャーを受けた後、いきなり実際のミーティングに立ち会う機会を与えてもらった。

初日のケースはなんとゲーム依存のひきこもり事例ということで、幸運にも見学者二名の枠に入れてもらうことができた。自宅に行くのかと思いきや、ミーティングはトルニオ市の中心部にある外来クリニックで行われた。参加者は患者の青年一人と、心理士、看護師、そして私たち見学者の五人だ。

患者は二〇代の男性、学校でのいじめ被害をきっかけに、自宅にひきこもってしまった青年である。ミーティングはもちろんフィンランド語でなされるのだが、青年は英語も話せるので少し質問させてもらった。もう一年以上ミーティングを続けていて、初めは母親も参加していたが、今日はたまたま一人なのだという。

印象的だったのは、青年はこのミーティングがオープンダイアローグであることをほとんど意識していなかったことだ。面接の途中でスタッフ間のリフレクティングがなされたが、簡単な目配せと姿勢の変化を合図にごく自然に始まっていた。おそらく「そういうもの」という暗黙の了解が成立しているのだろう。これは二日目に見学したケース（うつ病の母とその娘）でも同じだった。

何をいまさらエビデンス？

こうした実践を見てつくづく思うのは、一対一の面接というスタイルの〝特殊性〟である。「個人精神療法」という、もう一〇〇年以上続いたフォーマット（「告解」も入れたら五〇〇年以上？）の優位性は、たかだか個人情報保護という点ぐらいではないだろうか。名人芸もカリスマも要らない治療ミーティングこそが、「本来的」で「当たり前」だったのではないか？

ケロプダスは公立の単科精神科病院として、人口約六万人の自治体（ケミ＝トルニオ郡）の患者を一手に引き受け、あらゆるメンタルヘルスの問題に対応している。病床数は三〇床で、空床は常に一〇床前後確保されている。スタッフが治療ミーティングを行うのは、日に数例程度。仕事は一六時で終了である。だからスタッフが疲弊していない。

スタッフ全員が研修を受けた自律性の高いセラピストであり、オープンダイアローグが本当に有効な技法でなければ、こうした状況はあり得ないだろう。この見事な治療文化を目の当たりにすると、何をいまさらエビデンス？　という気分になってしまうのもやむを得まい。

現地を訪問して改めて確認できたことは、オープンダイアローグの実践が、潤沢な医療資源を背景に生まれた思想などではないということだ。むしろ地方のあまり豊かではない小都市で、限られたインフラとスタッフを活用してどう地域のニーズに応えるか、工夫に工夫を重ねて鍛えられてきた実践であるということ。理論ありき、ではないのである。

たしかにこの地域の「治療文化」として醸成された手法ではあるだろう。しかし治療ミーティングには、そうした文脈を含めて、日本にも移植可能なアイディアが詰まっているという確かな手応えを得た。ここから先の展開は、私たち自身の「責任」において、進めていく必要があるだろう。

I

オープンダイアローグの可能性

1 オープンダイアローグ

徹底された「包摂性」

二〇一六年九月六日からの三日間、フィンランドはトルニオ市にあるケロプダス病院で、オープンダイアローグ（以下ＯＤ）の研修を受けてきた。昨年に続いて二度目の参加となるが、昨年以上に充実した体験だった。

ひときわ印象的だったのは、現場でなされた治療ミーティングへの参加体験である。私が参加したミーティングのクライアントは、五〇歳台の足に障害を持つ移民男性。治療チームは精神科医と看護師、ソーシャルワーカー。対話はもちろんフィンランド語でなされるため内容はわからない。しかし、同席したフィンランド語通訳の方の話によれば、一時間あまりのミーティングで話された内容は、福祉サービスに関連することがほとんどだったようだ。つまりこのミーティングは治療というよりも、生活困窮者の相談としてなされていたのだ。

つくづく感じ入ったのは、その徹底した包摂性である。日本であれば、まず間違いなくこうした事例の相談に病院やクリニックは応じないだろう。かなり良心的な病院でさえも「そういうご相談は役場の福祉相談窓口に行かれてみては」というアドバイスがなされておしまいだ。患者の自主性にゆだねるというと聞こえはいいが、こういう姿勢が「門前払い」につながることもある。

かつての岩手県沢内村《さわうち》における医療改革がそうであったように[＊1]、ほんらい医療と保健、福祉は一体であるべきなのだ。専門ごとに細分化され、窓口が別になることでサイロ化（タテ割り）が進むと、その隙間で膨大な取りこぼしが生ずる。弱者支援が「ニーズの掘り起こし」であるなら、連続性や継続性は最も重要な要素となる。

しかし残念ながら、わが国の支援のあり方は、そうした理想からはほど遠い。支援する側が敷居を高めに設定して、そこを自力で越えられた者のみを〝支援してあげる〟という、弱者選別型のサービスになっているのではないか。生活保護の「水際作戦」（これは実際に存在する）の話などを聞くにつけ、そうした懸念はなかなか消えない。

「助けてほしい」という気持ち自体を貴重な〝資源〟と考えるなら、援助が求められた時点で、即時に、最大限の支援をするという姿勢は完全に正しい。「それでは治療者依存になる」という意見も無意味とは思わないが、チームでかかわることでその可能性は最小限に留められる。理由は後ほど説明する。

オープンダイアローグとは

オープンダイアローグとは、フィンランド・西ラップランド地方において、一九八〇年代から開発と実践が続けられてきた精神病に対する治療的介入の手法／システム／思想である。薬物治療や入院治療をほとんど行うことなく、きわめて良好な治療成績を上げており、国際的にも注目されつつある。日本では二〇一三年に同名の映画が公開されて話題となり、現代思想や司法、教育など、精神医療に限らない幅広い領域からの関心を集めつつある。

私はODの可能性に魅せられている。その存在を知って一年後には、論文の翻訳を含む解説書を出版し、自分でまだ試みる以前から請われるままに講演会で紹介し、二〇一六年の五月にはヤーコ・セイックラ教授とトム・アーンキル教授を招聘してワークショップを開催した。余談ながらこのワークショップには、二〇〇人を超える専門職が参加して、非常に充実したものとなった。

ここでは、現時点での私の知見にもとづいて、ODに潜在する多様な可能性について、思うところを自由に述べてみようと考えている。

精神科医として衝撃的だったのは、「対話」で急性精神病が改善・治癒するという事実をつきつけられたことだ。もちろん当初は半信半疑だった。セイックラの論文には、再発率二四%といった、驚くべきアウトカムが記されているが、このデータについては各方面からエビデンスレベルが低いのではという批判が複数ある。

もちろんエビデンスは重要だ。しかし一般に、比較試験の条件を厳密に設定できる薬物治療などに比べ、ODのように包括的な精神療法の効果を厳密に検証するのは難しい。これは現代における「エビデンシャリズム」が本質的にはらんでしまう限界にして弊害でもある。こうしたエビデンスの曖昧さにもかかわらず、私がODの効果について、かなり楽観的な見通しを持っているのには理由がある。

人口六万人強の自治体であるトルニオ市唯一の公立精神科病院であるケロプダス病院が、基本的にはあらゆるメンタルヘルス相談にODで対応し、患者のニーズに対して即時に対応できているという実績を目の当たりにしてきたためだ。

フィンランドの医療は基本的に無料なのだが、同じく無料のイギリスのように「予約して三年待ち」のような事態が生じていない。あらゆるニーズに即時対応できているということは、この治療システムが健全に回転していることを意味する。こうした健全さの根拠として、ケロプダス病院の病床数が年々減少傾向にあるという事実がある。八〇年代には三〇〇床を数えたとされるベッド数が、二〇一六年には二二床まで減少している。昨年訪問時には三〇床だったから、この一年間でさらに減ったことになる。フィンランド全体もベッド数は減少傾向にあるが、恐らく全国平均を上回るペースで削減が進んでいるのではないかと思われる。

ケロプダス病院が三〇年間かけて達成してきたように、地域密着型の相談システムをしっかり運用することで治療サイクルを回転させ、その結果として入院の必要性を縮小していくこと。このモデルならば、日本でも応用が可能なはずだ。そこには「いかなる入院も薬も徹底排除」というイデオロギーはない。私が魅了されたのは、ODにおける「入院や薬物は必要最小限しか用いない」という〝現実性〟のほうである。

これはODが有効で、実際に患者が治っていなければありえないことだ。個人的にはこれ以上のエビデンスは存在しないのだが、残念ながらそこを主張しすぎると「ひいきのひき倒し」や「トンデモ」扱いされかねない。日々の実践を通じて、地道に根拠を蓄積していくほかはないが、すでにその見通しはついている。

変化の双方向性

ODの優れている点はいくつもあるが、あまたある精神療法の中で、もっとも「相互性」に開かれているという点がまず挙げられる。ここで相互性というのは、「変化の双方向性」を意味している。ODの経験は、治療者の人生に少なからぬ影響を与えるのだ。なによりも私自身が、それまでの曖昧な「力動精神医学」的立場をかなぐり捨てて、家族療法やナラティブセラピーの世界に参入し、ODにはライフワークとするまで入れあげている、という現実がある。その結果、この二〇年間というもの、診察室からほとんど出たことのない私が毎週のように訪問診療を繰り返しているのだ。

このほかにも、私の知人である精神科医のうち少なくとも二人が、ODを知ることで人生の選択を大きく変えたという事実もある。一度でもこの手法を経験した治療者は、その効果はもとより、その「まっとうさ」にまず感銘を受けるようだ。私自身、ODをやっているときほど自分が「セラピストとしてまっとう」であると感じることはない。卓越した臨床家やカリスマ精神科医などではなく、ひたすら「まっとう」でありたいと願うこと。ODの思想は、そうした医師の良心に並外れて〝刺さる〟手法なのだ。

医師としての私自身は、けっして薬物を否定する立場ではない。しかし三〇年近く薬物治療を続けてきて思うことは、薬物には精神疾患の本質的部分を変える力はほぼない、ということだ。

たしかに薬物は、脳の機能にある種の犠牲を払わせることで、病の勢いを抑えたり、治療の流れを変えたりする力は持っている。しかし問題は、薬物で起きた改善は、薬物を止めると消えてしまうということだ。向精神薬で寛解した精神病について、安全確実な服薬中止のためのガイドラインは存在しない。精神科における薬物治療は、最上のものであっても対症療法止まりであり、薬をやめるためには生活習慣や家族との関係を変えることで、再発のリスクを減らす必要がある。

しかし、対話で寛解した場合（本当は「治癒」と言いたい）は、寛解の時点で治療は終結できる。再発予防のために、もっとODを続けましょう、ということにはならない。万が一再発したら、また介入すればいいのである。私たち精神科医は漠然と「再発を繰り返すと慢性化して治りにくくなる」と考えているが、これはそれほど根拠のある話ではない。

こうした「再発への不安」が精神医療における悲観論の発生源になってきたこと、これは事実だ。かなり良心的なはずの医師から「あなたは一生薬を飲み続けるしかない」と言われて絶望した経験を持つ患者は少なくない。しかし「言うは易く言われるは辛し」である。対話主義ならこう言える。「たぶんもう大丈夫だけど、また具合悪くなったら連絡してね」と。あなたが患者の立場なら、どちらを言われたいだろうか。

不断の双方向性に開かれていること。もしそれが実現するならば、「再発」などさほど恐れるに足りないのである。

「チーム」であること

ODに関しては、ナラティブ・アプローチの第一人者である野口裕二が「ネットワークをチームで修復する」と簡潔に言い表している（あるシンポジウムでの発言）。ネットワークとチーム。この組み合わせもまた、ODがもたらした「コロンブスの卵」の一つである。

患者は人間関係のネットワークの中で病んでいる。ここまではおなじみの発想だ。ただし従来の家族療法では、なかなか家族の外側にまで広がりをもてなかった。家族以外の友人知人、固く言えば「社会関係資源」を活用していこうという発想は、その意味で「コロンブスの卵」には違いない。

私が自身のひきこもり臨床から言えることとして、患者の回復において重要な鍵を握っているのは、家族もさることながら、実は「家族以外の他人」の存在である。ODは、そうした人にも開かれた技法であるという点が、治療構造としてまず評価できる。

次に、「治療チーム」の発想である。私の知る限りODは「チームで治療を行うこと」のメリットを最大限に活用している。また、実際にチームでやってみると、自分の臨床スタイルが驚くほど変化することに気づかされる。

チームの長所を語る上では、個人精神療法の問題点と対比するのがわかりやすい。

個人精神療法は、その構造的必然として権力関係になりやすい。一方は患者、一方は専門家にして治療者。この非対称性を乗り越えるのは、わかっていても容易なことではない。また二者関係は容易に密室化する。高名な治療者にひどいことを言われた、家族が説明を求めたら追い返された、といった〝噂話〟は枚挙に暇がないが、たとえその一部が妄想だったとしても、医原性の妄想をもたらしたのはその治療者の責任である。密室の中で医師が権力を手放さなければ、こうしたことは起こり続けるだろう。

もう一点。「転移」という言葉がある。精神分析に由来する言葉だが、治療中に患者が治療者との間で過去の対象関係を反復すること、平たく言えば治療関係の中で相互に生じる好悪に色分けされた感情のことだ。異性の治療者に向けられた恋愛性転移感情が典型だろう。

精神分析は治療の上で転移を必須のものとする。なぜなら、転移が生じる前提でその感情を解釈し、そこで生じる抵抗をさらに徹底操作するのが分析治療の王道だからだ。しかし私はその「王道」なるものに、ずっと半信半疑だった。そもそも、ちゃんと王道に則って転移に対処し得た症例報告を読んだことがない。逆に転移を悪用して患者と性的関係になった治療者の〝噂話〟なら山ほど耳にした。

あえて言おう。転移感情とは精神療法の副作用にほかならず、生じないにこしたことはない無駄な感情だったのである。

治療チームの優れている点は、今まで述べてきた個人精神療法の弊害を予防しやすくなる点である。すなわち権力関係も密室も、そして転移感情も生じにくくなる。

チームだから密室化しないのは当然だ。これだけでも一方的な権力構造は成立しにくくなる。もちろん治療者間でも相互チェックが働く。チーム内部ではヒエラルヒーがないことが実践の条件なので、たとえば医者がおかしなこと、えらそうなことを言えば、看護師や患者側に批判・反論されることになる。つまり〝治療的民主主義〟が自然に機能する場になっており、患者の尊厳を尊重することが治療の成果に結びつきやすい構造がしつらえてあるのだ。

次に転移感情である。結論から言えば、チーム治療においては転移が問題になることはほとんどない。この事実から言いうることは、転移こそは密室において無意識下で生ずる権力と誘惑のせめぎ合いがもたらす感情だったのではないか、という仮説である。それでは治療が深まらないという批判も予測されるが、逆である。むしろ転移性治癒のような迂回をすることなく、ひたすら問題の中核部分を深掘りできるのが、チーム治療のメリットなのだ。

転移を警戒せずにすむことが、一部の治療者を著しく〝解放〟することは確実である。治療者は、もはや転移を警戒して、感情的な中立性などに固執する必要はない。そう、チーム治療の中では、まず治療者の感情と表情が解放されるのだ。少なくとも私自身は、ODの場面でなら「自然に笑う」ことが容易になった。さらに、患者と感情の同期がしやすくなった。転移を利用して真理を探究するよりも、感情を解放して治癒を追求するほうが、私の性にはあっている。

リフレクティング

しかしなんと言っても、チームであることの最大のメリットは「リフレクティング」の活用をおいてはかにない。

これは一九八〇年代に家族療法家のトム・アンデルセンによって開発された技法である。詳しい経緯は省略するが、要するに患者や家族の前で、専門家がミーティングを開き、カンファレンスをやってみせることだ。

そんなことに意味があるのかとか、個人情報はどうするのだといった異論もあろう。しかしリフレクティングそのものは実績のある治療として評価は定まっており、応用の現場も広がっている。その有効性については疑う余地はあまりない。

リフレクティングを通じて私が理解したことは「患者の目の前で話し合えないような情報にはろくなものがない」ということだ。診断も見通しも治療方針も患者の前で開示してよい。それどころか、治療者間で異論をぶつけあっても構わない。患者も家族も食い入るように聞いてくれる。そればかりか「こんなに自分たちのことを考えてくれるなんて」と感激してくれさえする。

もうひとつ興味深いのは、「入院したほうがよい」と面と向かって言われるよりも、「この患者は入院が必要ではないかと僕は思う」「いや、もう少しこのまま様子を見てもよいのではないか」といったやりとりをするほうが、患者は意思決定をしやすくなるということだ。

いわゆる「インフォームド・コンセント」の場面では、医師が患者に複数の治療法を提示し、そのリスクとベネフィットを説明して患者本人に選ばせる、という手続きが取られることが多い。この手法は一見民主的に見えて、実は対話になっていない。情報は医師が独占しており、知識においては無謬であるという前提でなされるモノローグに過ぎない。このところ話題になることの多い Shared Decision Making という手法には、かなり対話的要素が加味されているが、どうせならリフレクティングの手法も導入してほしいところだ。

専門家同士がやりとりしつつ、時に異論をぶつけ合うことは、専門家も時に判断を誤るし、意見が食い違うこともあるという当たり前の事実をさらけだしてくれる。そうすることで患者ははじめて、意思決定に参加するという実感を持つことが可能になる。

ODでは、しきりに「スペース」という表現が用いられるが、これは余白とか余地とかそういった意味合いである。患者が決断し、自発的に選択を行うには、この余白が欠かせない。余白の少ないやりとり、たとえば口調が命令調になったり、断る余地のない依頼をしてしまう場面というのは、しばしば治療者側に余裕がないか、不安に駆られている場合が少なくない。

私はそれを知ってから、個人精神療法の場面でも、どうすれば「対話の余白」を多く残せるか、この点を意識するようになった。たとえば何かを頼む際にも「もしよかったら」の一言を添える。断る余地を残した依頼のほうが受け容れてくれる可能性が高いためである。

やってみたオープンダイアローグ

しかし、いくらすぐれた治療法でも、自分で応用できなければ仕方ない。

幸いODは、ライセンスがなければ実施してはならない、といった技法ではない。ケロプダス病院でも、スタッフが受けているトレーニングは家族療法に関するものであって、ODそのもののトレーニングが中心になっているわけではない。私自身は、精神療法家として三〇年間、自分なりの実践を重ねてきた自負がある。正規のOD研修そのものは受けていないが、論文を抄訳し主要な文献は二冊とも通読した。やってみる資格はそれなりにあると判断して、さっそく応用に踏み切った。

最初の事例はひきこもりの男性だった。家族内暴力を振るい、家族を閉め出して自宅にたてこもっていた男性事例。二週に一度、同僚医師と外来でOD的な面接を試みたところ、わずか半年間で目覚ましい変化があった。結果のみ記すと、彼は現在、専門学校に通いつつ、その技能を活かして起業すべく、ネットワーク作りに奔走している。初診の段階では想像もつかなかったような社会性が発揮されつつある。これとともに家族関係も改善し、当初は面接室で親を怒鳴り上げることもしばしばあったが、現在は比較的穏やかに、今後のことが話し合えるまでに変わりつつある。

ひきこもりの社会参加は、とにかく時間がかかる。従来のやり方では、たとえ治療がきわめて順調に進んでも、社会参加には数年かかるのが普通だった。ひきこもりにかかわって三〇年近くなるが、このレベルの重篤度で、わずか半年間でこれほど自発的な変化が起きた事例は記憶にない。

もうひとつ喜ばしかったのは、家族に対して高圧的な指導をしなくて済んだ点である。専門家としてひきこもりの家族にかかわっていると、よくないと知りつつも、ついアドバイスが指導的、あるいは叱咤激励的になってしまいがちだ。家で本人にそんな接し方をしていたら改善するわけがないという思いが先走って、どんどん言葉が強くなる。なにしろ「親は健常者」が前提だから、ついつい容赦ない断罪になってしまう。

しかし、どれほど家族を叱ろうと、家族はなかなか変わらない。いろいろ理由はあるが、つまるところ「叱咤や批判で変わる人はいない」ということに尽きる。私やあなたがそうであるように。その批判が正しいかどうかはほとんど関係ないのだ。

ところがODには、そもそも叱るという発想がない。「家族にこうあってほしい」という情報は、すべてリフレクティングの形式に落とし込み、「この家族はもっとこうしたほうがいいのにねえ」「でも家族は家族なりに頑張っていると思うからそこは評価しないと」といったやりとりが展開される。目の前で専門家に自分たちのことを噂されて、無視できる家族はいない。

自分たちの態度を「うわさ」という間接性のもとで聞くこと。ここに先述した余白が生じ、家族の中に内的対話の余地が生ずる。そこから新しい選択肢が芽吹き、自発的に選択される。どう変化するかは自分で決める。この権利を専門家が独占しないことが大切なのだ。

こうやって書いていても、ＯＤの素晴らしさはまだ十分には伝わらないだろう。私たちがやっているのは、謙遜でもなんでもなしに「ＯＤっぽい面接」でしかないということはわかっている。しかし、それでも一定の成果はすでに上がっている。私が卓越した精神療法家だから、といいたいのは山々だが、残念ながらそうではないだろう。チームの力と、ＯＤに協力してくれた本人と家族の存在あればこそ、である。また、だからこそ「見よう見まねでもなんとかなる」のがＯＤの美質なのだ。そう、ＯＤは、間口は広いが奥行きは深いのである。

2
こころのトポスはどう変わったか

はじめに

本章では現代、すなわち二〇一五年現在の精神医療の状況を概観してみたい。「こころの病」を扱う学問としての精神医療は、「こころ」や「精神」をどのように位置づけるかを巡って、大きな変遷を遂げてきた。精神医療という比較的狭い領域に限定してその変化を俯瞰してみることで、「こころのトポス」の変遷ぶりの一端をうかがい知ることが可能となるだろう。

それに先立って、筆者の立場を説明しておこう。筆者は精神科臨床医として二五年間、私立精神科病院に勤務した後に、五一歳で大学教員に転じたというやや特殊なキャリアを持っている。特定の学派には属さないが、患者理解に際しては精神分析の恩恵に浴しつつ、治療ツールとしては認知行動療法からケースワーク的な介入まで、使えるものはできるだけ使うというブリコラージュ的な柔軟性を大切にしてきた。それゆえ臨床医としてのスローガンは「理論は過激に、臨床は素朴に」である。これは言わば「高度の平凡性」を企図したものであり、昨今主流の生物学的精神医学には「単純さゆえの問題」があると感じている。とはいえこちらも一定の支持を集めている「反精神医学」や「反薬物療法」派でもない（こちらにも「単純さ」の問題がある)。それゆえ立ち位置としては、精神医学内部に留まりつつ批判的な視点、すなわち半身の構えを維持しようという、「半 - 精神医学」(井原裕)というあたりに落ち着くだろうか。

さきほども述べたとおり、現在の主流は生物学的精神医学である。「三流の医学」から脱すべく、内科モデルを範として、精神医学研究者らは信頼に足るバイオマーカー(診断のための生物学的な指標)と切れ味のよい薬物の探求に余念がない。しかしそうした試みには、すでに限界の徴候が見え隠れしている。少なくとも筆者自身は、バイオマーカーにせよ向精神薬にせよ、そう遠くない未来に限界を宣言せざるを得なくなると予測している。

ただ、こうした見方を一方的に述べるだけでは、筆者の個人的偏見に過ぎないとの誤解を受けかねないので、精神医療の抱える問題について少々述べておきたい。もっとも本章の主目的は精神医療批判ではないので、現状確認のために必要最小限の事実を記すに留めておく。

うつ病はなぜ増えたのか?

アメリカの精神科医で精神障害の診断基準であるDSM - Ⅳ(『精神障害の診断と統計の手引き　第四版』)の作成委員長でもあったアレン・フランセスは著書『〈正常〉を救え』において、DSMの功罪について批判的に述べている。彼によれば、米国精神医学会がDSM - Ⅳを発表した一九九四年以降、米国で一部の精神疾患が急増した。たとえば「注意欠陥障害」は従来の三倍に、「自閉症」は二〇倍に、「小児双極性障害」も四〇倍に増加したのである。

診断基準の変更がなぜ当該疾患の増加につながるのか。フランセスはたとえば注意欠陥障害について、その増加の要因を六点指摘している。「DSM - Ⅳの表現が変わったこと。医師に対するマーケティングと一般の人々に対する宣伝を製薬企業が盛んにおこなったこと。メディアが詳細に報道したこと。困り果てた親や教師が手に負えない子どもをなんとかしたくて社会に圧力をかけたこと。ADHDと診断された子どもは試験時間が延長され、特別な支援を受けられたこと。そして最後に、処方箋の必要な精神刺激薬が、ただ成績をあげたり元気を回復させたりするために広く乱用されたことである」[*1]。

ある疾患の患者が過小評価ゆえに不利益を被っていると考えるのはもちろん善意である。しかし診断を確実にすべく診断基準を変更すると、一般には当該診断の患者を増加させてしまう結果につながりやすい。日本においては「成人の発達障害」「双極性障害」「(新型)うつ病」などがこれにあたる。筆者が専門とする「社会的ひきこもり」においても同様の批判があるが、筆者の実感は、それまで名づけられないままに増加し続けていた一つの状態像を可視化するためにこの名称を必要とした、というものだ。もちろんこうした「実感」もまた、ここに挙げた疾患の専門家の多くに共有されている可能性はある。

こうした増加に至る要因は診断基準ばかりではない。よく指摘されるのは、先進諸国におけるうつ病人口の増加である[*2]。

日本では一九九九年以降にうつ病患者が急激に増えたと言われる。社会全体にストレスが増えたこと、失業率や自殺率の増加などが関連づけられそうだが、実際にははっきりした並行関係はない。むしろ一九九九年に、日本においてSSRI(選択的セロトニン再取り込み阻害薬)が導入されたことの影響ではないかと推定されている。他の先進諸国でも、同じ現象が起こっているからだ。端的に言えば、一九九三年から九八年までの五年間でSSRIを導入したイギリス、スウェーデン、オーストラリア、米国、カナダ、ドイツ、イタリア、フランス、デンマーク、ノルウェー、フィンランド、アイスランドなどの各国で、軒並み抗うつ薬の処方量が増えているのだ。

たとえば米国では、一九八八年にSSRIが導入されたが、一九八七年からの一〇年間で、外来うつ病受診患者は人口一〇〇〇人あたり〇・七三人から二・三三人と三倍以上に増加している。日本でもSSRI発売以後、抗うつ薬処方は五年間で約二倍に増加している。日米のデータを示したが、いずれの先進国でもSSRI導入後、うつ病患者数は数倍に急増し、うつ病診療に大きな変化が起きたことは事実である。

ここでは二つの要因が考えられる。第一に考慮すべきは〝疾病喧伝 Disease Mongering〟の問題である。米国に限らず日本でも、SSRIの普及は製薬会社の精力的なキャンペーンとともに進められた。「うつはこころの風邪」といったキャッチフレーズがよく知られている。マスメディアでもうつ病がさかんに取り上げられ、専門家や当事者によって多数の著書が出版された。こうした活動のほとんどが善意に基づいていたことには疑問の余地がない。しかしその結果は、うつ病患者の激増だった。

第二の要因。製薬会社にとってSSRIは魅力的な薬だった。第一に薬価が高い。第二に多くの人が罹患する慢性疾患である。つまり、多くの人に長期にわたって処方できる。また処方する側にとってもSSRIは使いやすい薬と考えられた。副作用が強く大量服薬が致死的な影響を持つ三環系抗うつ薬とは異なり、副作用が弱くよく効く（とみなされていた）SSRIは、精神科医以上に内科医にとって処方しやすい薬物だったのである。

もう一点、筆者の考えるSSRIの問題点を指摘しておこう。

一般にSSRIを含む抗うつ薬の反応率（改善率）はおよそ六〇％、しかし寛解率（ほとんどの症状が消えた状態に至る割合）は三〇％程度であるとされる。この反応率と寛解率の差が増加の大きな要因となっている。つまり処方量が増えれば増えるほど「改善すれども寛解せず」という中途半端な状態に留まる患者が増加するのである。疾病喧伝によって掘り起こされた患者がすべて寛解に至りうるなら、こうした現象は起こらないだろう。掘り起こされた新規患者の多くが、このような過程を経て慢性化するからこそ、うつ病人口は蓄積によって増え続けてきたのである。

ＳＳＲＩには脳内のセロトニン濃度を増加する作用があるが、うつ病がセロトニンの減少に起因するという安定的なエビデンスはまだ存在しない。つまりＳＳＲＩがなぜ一部のうつ病患者に有効であるかは謎のままである。うつ病の根本的な理論とされていた化学的不均衡理論にも疑義が提出されており、そのためかどうか、コーネル大学のリチャード・フリードマンによれば、最近になってファイザーやサノフィなどの大手製薬会社が神経科学研究施設を縮小、あるいは完全に閉鎖し、新薬の開発もストップしているという［＊3］。

先に述べたとおり、薬物治療を含む身体療法が早晩ゆきづまるか頭打ちになるであろうと筆者が予測するのは、ここに述べたような根拠に基づいている。私見を補足しておくなら、精神疾患を成立させるメカニズムの複雑さに対して、身体療法の依拠する原理は、あまりに単純すぎるのである。

とはいえ、現状の精神医学が、依然として生物学主義であることに変わりはない。むしろ問題は、生物学主義的に考えるとしても、精神医学にはあまりに不確実性が大きすぎるという点にある。このように、根拠がきわめて曖昧であるにもかかわらず、現在多くの生物学主義の研究者が注目している領域が「早期発見」である。

統合失調症の早期治療は可能か？

一九九〇年代以降、統合失調症に関しては、特にＦＥＰ（first episode psychosis：初回エピソード精神病）に対する早期介入の重要性が強調されてきた。ＦＥＰから治療開始までの期間、すなわち「精神病未治療期間」の長さが予後に大きな影響を与えるとされたためである[＊4][＊5]。たしかに、発症初期の段階で治療的介入を行うことはほとんど予防に等しい価値があると、筆者も考えている。

その一方で、FEP以前の「前駆期早期介入」についても一九九〇年代から研究が開始された。中でもメルボルンのパトリック・マクゴーリらのグループは、一九九二年にARMS（at-risk mental state：精神病罹病危険状態）という概念を提唱した[＊6]。これは超ハイリスク群であり、すでにその診断のための操作的基準が開発されている。米国では国立衛生研究所National Institutes of Health（NIH）が二〇〇三年に北米前駆症状縦断研究（NAPLS）なる大規模な研究プログラムを開始しており、日本においても、すでに複数の治療機関が、特殊外来として統合失調症の早期発見、早期介入を開始している[＊7][＊8][＊9]。

しかし筆者は、いわゆるARMS概念に依拠した早期介入については、リスク・ベネフィットで考えるならリスクのほうが大きいと考えている。以下にその理由を説明する。

統合失調症については、発症のメカニズムがいまだ解明されておらず、バイオマーカーが存在しない。したがってこうした疾患の「早期発見」や「早期介入」は原理的にきわめて困難である。医学的に予防の対象となり得るのは、感染症のように発症機序が解明されているか、身体的検査によって確実に診断可能な疾患（のさらに一部）のみである。

もちろん発症機序が判明しているだけでも十分とは言えない。内科医の間ではよく知られているCAST試験の教訓がある。これは、心筋梗塞後で心室性不整脈のある患者一五五〇例を対象に、抗不整脈薬の投与で患者の突然死を予防できるという仮説のもとでなされた研究である[＊10]。研究開始一〇ヵ月後の時点で、抗不整脈薬を投与された群のほうが、プラセボ投与群より死亡率が高い（六・四％対二・二

％）ことが判明し、試験が中止されるという衝撃的な結果となった。この試験をきっかけに、欧米では抗不整脈薬の適応が制限された。

この試験の教訓の一つは、予防と治療とは必ずしも同一ではない、ということである。ARMSに関して言えば、精神療法的介入にせよ、抗精神病薬の投与にせよ、予防における有効性についてはいまだエビデンスがない。イギリスの早期介入制度は成功したとされているが、これは対象をFEPに限定したためである。

問題は、さらに早期の介入を目指す「ハイリスク群」研究のほうである。マクゴーリらによるARMS概念に基づく「早期介入」プランは、統合失調症などの精神疾患を発病するリスクを持つ人は、診断を決定づける十分な症状が出る前に特定可能であるという主張を前提としている。「独特な思い込み」などの軽い陽性症状、「自発性の喪失」「社会的ひきこもり」などがその初期症状とされており、それらは「前駆期」と呼ばれる。この前駆期を確実に診断し、「手遅れになる前に」抗精神病薬の投与という「早期介入」を行うべし、というのが彼らの主張である。

すでにこうした早期介入については多くの批判が提出されている。先にも引用したアレン・フランセスは、『〈正常〉を救え』において、早期介入についても批判している。このテーマについて詳述することは本章の主題ではないので、ここではごく簡単に批判の趣旨を列挙しておく。

①ARMSから発症に至る可能性は高くない。
②精神病の確実な予防手段は存在しない。
③予防的な薬物療法は危険を伴う。

④医療化とスティグマの問題がある（過剰診断によるARMSの誤診事例の増加と周囲からの差別）［＊11］。

言うまでもなく筆者もまた、現在の早期介入研究のあり方については批判的である。精緻な診断基準による精神疾患のスクリーニングは、いたずらに「擬陽性」を増加させ過剰診断の弊に陥る危険性がある。この点についてはすでに述べた。

後述するフィンランドの医療システムのありようからも言いうることは、FEPへの早期介入を徹底することには疫学的な意味があるが、予防的スクリーニングは医療資源のいたずらな浪費に終わる公算が高いということである。むしろ医療費がふくれあがった結果、いわゆる「コンコルドの誤謬Concorde fallacy」（すでに投入された労力や研究費を惜しむあまり撤退ができなくなる）に陥る恐れすらある［＊12］。

こうした筆者の立場は生物学主義の全否定ととられるかもしれないが、必ずしもそうではない。筆者はさしあたり薬物療法を臨床上必要不可欠なものと考えているし（「必要悪」という意味ではない）、使用する以上はその有効性や副作用の機序について無知でいることは許されない。あるいは加藤らが推進を進めている「ブレイン・バンク構想」［＊13］についても好意的に理解している。

筆者が批判するのは、統合失調症のドーパミン仮説、あるいはうつ病のセロトニン仮説のような発生機序として単純すぎる仮説のみに基づいた治療的介入を行うことであって、より高次かつ可塑的な仮説に基づく治療が構想される可能性についてまで否定するつもりはない。たとえば、精神疾患の遺伝子研究はシンプルなセントラルドグマから、いまや遺伝子と環境の相互作用が表現型に及ぼす影響を重視するエピジェネティクスへと発展してきた。精神神経薬理の領域についても、同様の発展を期待できないものだろうか。

CBTから「マインドフルネス」へ

さらに生物学主義には、もう一つの可能性がある。薬物ではなく「精神療法」を生物学的に基礎づけるという可能性である。この点について述べるに先立って、現代の精神療法のありようについてざっと概観しておこう。

精神療法、あるいは心理療法のルーツの一つが精神分析であることは論をまたないが、精神分析に関しては誰の目にも明らかなとおり、治療の技法としてははっきりと衰退傾向にあると言わざるを得ない。筆者はもともとラカン派の理論的価値については高く評価しており、精神分析には単純な治療技法とはまた別の意義があると考えているが、この点については後述する。

もう一つの潮流としての家族療法についても、主としてその実施困難性が原因で同様に衰退傾向にあると言わざるを得ない。しかし家族療法の源流であるシステム論やナラティブ・セラピー、さらにその基礎となった社会構成主義的な考え方については、別の角度から注目が集まっている。

現在の精神療法において圧倒的に優位と目されるのは認知行動療法（CBT）であり、対人関係療法（IPT）である。これらを仮に「大文字の精神療法」と呼ぼう。いずれにせよ、精神療法の主流は完全に精神分析的内面、すなわち無意識を含む〝真理の位相〟については捨象する方向に進みつつあると考えられる。

この状況に関しては、もちろん「根拠に基づいた医療 evidence-based medicine」（EBM）が医療において覇権を握ったことと無関係ではない。〝思想〟としては深味に欠けるCBTでも、それで十分な成果を挙げられるのであれば、さまざまな意味でコストのかかりすぎる精神分析や家族療法に固執する意味はないことになる。

葛藤や不安を一種の「問題行動」ととらえ、問題行動の起きる過程を細分化してフローチャート化し、その可変的な部分に介入することで軌道修正をはかること。これは多くの「大文字の精神療法」に共通する発想である。たとえばCBTならば、患者の「認知のゆがみ」と、その原因となる「スキーマ」(中核信念)を問題にする。その双方に対する理解を患者と治療者が共有し、行動と学習を通じて軌道修正を図るのである。

あるいは依存症の臨床で用いられるMI(動機づけ面接)の発想はこうだ。問題行動の背景には必ず葛藤がある。対話を通じてその葛藤の両側面を可視化する。問題行動に向かおうとする言葉には反応を返さず、問題行動をやめたいという訴えに対しては共感的に反応することで正の強化を行う。これをひたすら繰り返す。負の要素の総和を正の要素の総和が上回ることで問題行動を止める動機が強化される。いささか乱暴な要約だが、ともあれこうした発想が、現代的な精神療法の典型なのである。

近年、ここに新たな無視できない「思想」が加わってきた。テーラワーダ仏教に由来する「マインドフルネス」である。

マインドフルネスの受容は、よく誤解されているように、代替医療としてのそれではない。むしろ精神医療の主流において高く評価されているのだ。医学文献データベースであるPubMedで“mindfulness”をキーワードに検索を試みると、特に二〇〇八年以降に文献数が急増しており、一三年には四二〇件、一四年には五五一件、一五年にはすでに五五八件に及んでおり、この手法がいかに精神医学の主流に影響を及ぼしつつあるかがうかがいしれる。

マインドフルネスのルーツは、テーラワーダ仏教におけるヴィパッサナー瞑想である。この瞑想の要素の一つであるサティ（「気づき」とも訳される）の英訳がマインドフルネスである。簡単に説明するなら「今の瞬間の現実につねに気づきを向け、その現実をあるがままに知覚して、それに対する思考や感情には囚われないでいる心のもち方や存在のありよう」[＊14]ということになる。

この考えを応用してJ・カバットジンがMBSR（マインドフルネスストレス低減法）を開発し、これがアメリカでのマインドフルネス・ブームともいうべき流行をもたらした。いまやこのブームは、セラピーの領域を越えて、ビジネスマンの自己啓発などの分野にも応用されている。「我執」を除去するための瞑想法が、欲望の徹底追求のために援用されている皮肉はさておき、マインドフルネスについても簡単に紹介しておこう。

カバットジンは次のように述べている。

「マインドフルネス瞑想法」は、〝注意集中力〟を高めるためのトレーニングを体系的に組みたてたものです。これは、アジアの仏教にルーツをもつ瞑想の一つの形式を基本としています。注意を集中するということは、〝一つひとつの瞬間に意識を向ける〟という単純な方法です。この力は、今まではまったく意識していなかったことに、意識的に注意をはらうことによって高まってきます。つまり、「マインドフルネス瞑想法」は、リラクセーション（緊張がゆるみ、安らいでいる状態）や注意力、意識、洞察力をもたらす潜在的な能力を活かして、自分の人生を上手に管理する新しい力を開発するための体系的な方法なのです[＊15]。

MBSRはマインドフルネス瞑想を基盤として、ヨガや気功法などの身体的なアプローチ、その日の嬉しかったことや嫌だったこと、難しく感じた人間関係のコミュニケーションについて記録する「生活の体験カレンダー」と呼ばれるジャーナルワークなどを組み合わせた八週間の体験プログラムである。

マインドフルネスの操作的定義は、以下のようなものとなる。「一瞬一瞬の体験に意図的に注意を向け続けること」「今の瞬間の体験に対して心を開き、好奇心を持って、アクセプトする（そのままにしておく）こと」「結果的に、思考や感情に対して脱中心化した視点を獲得し、主観的で一過性という『心』の性質を見極めること」。

ポイントは「脱中心化」である。意識をあえて末梢（瞬間的な体験）へ遠心的に差し向けることで、中枢たる自我から派生する自意識過剰めいた悪循環を解除すること。多少なりとも精神療法の歴史に明るい人には、この記述には既視感があるだろう。そう、同じく仏教にルーツを持つ「森田療法」の発想にきわめて近いのである。歴史は繰り返す、というよりも、ここにあるのは「こころ」を巡る発想の弁証法的な反復にほかならない。

ここで強調したいのはマインドフルネスの流行現象だけではない。マインドフルネスは今や、新たな精神療法の土台としても重要な位置を占めている。「第三世代の認知行動療法」と呼ばれるものがそれである[*14]。

具体的には「メタ認知療法」（MCT）、「行動活性化療法」（BA）、「弁証法的認知療法」（DBT）、「アクセプタンス・コミットメント・セラピー」（ACT）などがよく知られている。日本での普及はこれからだが、それぞれについて専門書が書かれトレーニングコースが設けられる程度には、アメリカでは定着した治療法ばかりである。

それぞれ技法上の違いはあるが、いずれも中核的な部分でマインドフルネスの発想や技法を取り入れている点は共通である。つまりマインドフルネスは、普及からわずか数年ほどでその地位を盤石なものとしつつ、アメリカの精神療法業界の勢力地図を大きく塗り替えつつあるのだ。

それぞれの精神療法について詳しく説明する余裕はないが、この中でも特に人気の高い「アクセプタンス・コミットメント・セラピー」についてのみ、その特徴をごく簡単に述べておこう[＊16]。

アクセプタンスとは、ネガティブな思考や感情を修正・除去するのではなく、観察・受容すること、コミットメントとは、ネガティブな体験を逃避・回避することに腐心するのではなく、自分の価値を再発見・再自覚し、それに基づき自分のペースで行動していくことである。ACTでは、アクセプタンスとコミットメントが「ペアになって社交ダンスのステップを踏んでいく」ように柔軟にセラピーを進めていく手法とされる。さらに簡単に言えば「頭でっかちな自分は横に置いて目の前の現実に注意を向けよう、そして、やりたいこと、やるべきことに集中しよう」となる。そうなるための技法自体はMBSRとは異なるのだが、発想そのものはマインドフルネスにかなり近いことは容易に理解されるだろう。

「マインドフルネス」の脳科学

マインドフルネスの流行において興味深いのは、それが生物学的な発想ときわめて親和性が高いという点にある。どういうことだろうか。

精神科医の黒木俊秀は「脳科学に接近する精神療法のゆくえ」という興味深いエッセイの中で、次のように述べている[＊17]。黒木はまずノーベル賞受賞者であるエリック・カンデルの「精神療法は生物学的治療法、ブレイン・セラピーである」との言葉を引きつつ、北米における精神療法一派がいかに脳科学へ傾倒しつつあるかを述べる。

中でも黒木が注目するのは、マインドフルネスの提唱者カバットジンと共同研究を行っているサラ・ラザーらの研究成果である。MBSRの瞑想トレーニングの結果として、「後部帯状回や側頭―頭頂接合部位、および小脳などの脳部位で灰白質の容量が増加している」ことがわかったというのだ。このほかにも彼女らのチームは、脳磁計やfMRI（MRIを用いて脳内部の血流分布を視覚化する検査法）を用いた研究で、瞑想が不安を解消するメカニズムを解明しつつあるという。

黒木はこの流れにおいて、ブリューワーらのfMRI研究に特に注目する。それによれば「熟練した瞑想家の瞑想中の主観的体験（たとえば、対象を選定しない気づきや慈愛、あるいは集中の各瞑想体験）の相違によって default mode network と呼ばれる自己認識や見当識に関連する脳領域の活動に相違があること」が示唆された。黒木はここから、現代における精神療法の脳科学が、従来の実証研究とは異なった方向、すなわち精神療法における「個」の体験のプロセスを生物学的に解明しようとしているのではないか、と指摘している。

ここで黒木が触れている「デフォルト・モード・ネットワーク」（DMN）こそは、最近の脳科学分野において最も注目を集めているキーワードにほかならない。

DMNとは簡単に言えば、注意を要するような課題を行っているときよりも、何もしないで安静にしているときに、より活動が上昇する脳領域のことである。いわば自動車のアイドリングのように、動いていないときでも活動を準備しているような部位を指している。脳の前頭葉内側部、頭頂葉内側部などの複数の脳領域がこのネットワークに含まれると推定される。近年の研究により、このDMNは、空想や記憶の想起、自己モニタリング、他者のこころの推定など、さまざまな内的思考に関連していることが明らかにされてきた。ここからDMNは、ウィリアム・ジェイムズの「意識の流れ」や、フロイトの「一次過程」

とも関連が深いと想定されている。
二〇〇一年にDMNを命名したワシントン医科大学の神経科学者、マーカス・E・レイクルによれば、この安静状態=基底状態の活動に費やされるエネルギーは、意識的な反応に使われるエネルギーの二〇倍に及ぶという。また、DMNは意識的な行動をするうえで重要な役割を果たしており、ある実験では、DMNの活動を観察することによって、被験者がミスをするかどうかを三〇分前に予測できたという。DMNの異常はアルツハイマー病やうつ病などの神経疾患とも関係しているとされており、病態解明においてもますます注目が高まるだろう[*18][*19]。

複数の研究が、マインドフルネスとDMNの関係性を指摘している[*20][*21]。すなわち「DMNで活性化される領域は、マインドフルネスの実践によって機能的に結合する領域」であり、「マインドフルネスはデフォルトモードの働きによる知覚にほかならない」とされつつあるのだ。

脳科学分野では「意識のハードプロブレム」がつとに知られているが[*22]、これは「物質としての脳がなぜ主観的な意識体験（クオリア）を持つのか」という問いである。ここには普遍（科学的客観）から個（主観的感覚）への飛躍があり、チャーマーズは哲学的ゾンビなどの思考実験を経て最終的には「汎心論」（すべての存在に意識を想定する）に到達せざるを得なくなった。これは要するに独我論の反転形であり、原理的に解消不可能な問いとも考えられる。その意味では、脳とこころの永遠の並行性を示唆する帰結と言いうるだろう。

DMNの追求がゆきあたるであろう困難性は、いわば「無意識のハードプロブレム」かもしれないが、逆説的にも意識のハードプロブレムよりは困難が少ない。意識とは言わば「あるとしか言えない」存在であり、実証はきわめて困難だが、無意識については読んで字の如く「存在証明」は不要である。

さらに言えば無意識には意識のような「このもの性」がない。意識の水準では固有性＝このもの性となるため、その存在証明は原理的困難を抱え込む。行動主義的に見た場合、人間の行動に意識が伴うことの必然性は証明できないからだ（哲学的ゾンビの問題）。しかし活動に先行する、あるいは並行する脳活動の存在は証明できる。脳波や脳磁計、ｆＭＲＩなどで証明できるのは、「行動」や「注意」の状態で活性化される部位や、安静時に活性化される脳部位の存在である。前者を意識と呼ぶことは困難だが、後者を無意識と呼んでもそれほど異論はないはずだ。となると脳科学的には、ＤＭＮを無意識と仮定する前提で、活動時の脳の状態に対しては「作業仮説としての意識」を想定するほうが理論としては整合性があるとも考えられる。

「エス（≒無意識）あるところに自我あらしめよ」はフロイト精神分析の到達点だったが、マインドフルネスはむしろ「自我」の除去を勧めているとも言いうるだろう。なぜなら、ＤＭＮの作動領域はエスと重なっているはずで、マインドフルネスの目指す方向性は、自我の支配をできるだけ緩和しつつ、ＤＭＮの健全な作動を回復すること、とも言いうるからだ。催眠療法から精神分析が生まれ、精神分析から（自我の働きを健全化する）認知行動療法へと重心が移動し、いまや自我を縮退させて自己の健全化を目指すマインドフルネスが流行する。ここにも「エス」と「自我」を巡る発想の弁証法的な変遷が見て取れる。

〝批評〟としての精神分析

フロイトについて言及したついでに、現代における精神分析の位置についても簡単にみておこう。先にも述べたとおり、治療手段としての精神分析がすでに衰退傾向にあることは衆目の一致するところである。ただし、それが単純に消滅してしまうわけではない。

転移、解釈、無意識、外傷といった精神分析由来の概念はもとより、診断よりも個人、治療プロトコルよりも体験の固有性を重視する基本姿勢は、形を変えて継承されていくだろう。何よりも「治療手段としての言葉」の地位を確たるものにしたのが精神分析であることを考慮するなら、精神医学からその痕跡をぬぐい去ることはとうてい不可能である。

以上に加えて精神分析には、高度に批評的な機能が期待できる。たとえばラカン派精神科医の松本卓也は、論文「DSMは何を排除したのか?」において、「科学」的態度が主体を排除することを鋭く批判している[*23]。

「DSM-III以降の精神医学は、聴診によって得られるような客観化された所見以外のものを、まるで存在しないかのように扱う。そしてその客観化された所見なるものは、主体の分裂や知に対する主体の態度をまったく考慮にいれていない」

さらに松本は、主体が排除された状況下で空疎な科学的合理性(DSMはその象徴である)のみが前景化しつつある現代社会を「自閉症化(発達障害化)」しつつあるとみなす。そのうえで「こういう社会は、カント的な啓蒙の主体、つまり自分の理性を自分で利用して判断していく主体にとっては逆に生きづらいものとなる。そのため、現代社会を生き抜く上では、むしろアスペルガー的な人物像があらたな適応者となっているのではないか」と指摘する。

社会が本当にアスペルガー化しているかどうかはともかく、いわゆるポストモダンの比喩としては、「統合失調症」よりも「アスペルガー症候群」のほうが似つかわしいと筆者も考えている。この論文で松本は、「主体」を精神分析の立場から擁護しているが、これを普遍に対する個の擁護と読み替えるなら、この問題意識は精神医学史を通じて繰り返し問われてきたものだ。精神分析はこの問いかけに最も先鋭的な形式を付与する。つまり精神分析は、すでに治療手段である以上に、精神医学に対する批評的視点として不可欠の「思想」なのである。

筆者は精神分析に対して、その構造的な批評性には大いに依拠しつつも、治療手段としては距離をとり続けてきた。ここには、単に教育分析を受けていないといった個人的事情を越えた理由がある。

それは第一に、歴史的に見て精神分析が、後述する「教条主義」ないし「原理主義」に親和性が高い事実があること、第二に、精神分析が「分析家の特権的地位」を断念しにくい構造を持っていること、第三に、精神分析の目標が分析主体（被分析者）の「真理」に照準される以上、その姿勢が時として患者にとって侵襲的になることを避けられないことが挙げられる。

しかし繰り返すが、だからといって精神分析がすでに歴史的役割を終えたと言いたいわけではない。後述する多元主義において採用しうる思考フレームの一つとして、精神分析はひときわ重要な地位を占めることになるだろう。

最終回答は多元主義か?

以上見てきたように、こころの位置づけを巡っては、複数の立場が自らの価値を主張し合うような混沌とした状況が続いている。こうした混沌に対して、ある意味きわめて現実主義的な立場を提唱するのがアメリカの精神科医、ナシア・ガミーである。

ガミーは、精神医学・精神医療に対する精神科医のスタンスを、教条主義、折衷主義、統合主義、多元主義の四つに分類した。この分類は精神医学に限らず「脳とこころ」の関係を考えるうえで比較的すっきりした見通しを与えてくれると思われるため、簡単に触れておこう［*24］。

教条主義とは精神分析にしても精神薬理学にしても、ひとつの方法論を絶対視する考え方である。これまで述べてきたとおり、どの立場を取るにしても教条主義は袋小路でしかないことが精神科医の共通理解となりつつあり、教条主義者は少数派になっている。しかしアメリカの国立精神衛生研究所（National Institute of Mental Health：NIMH）所長であるトーマス・インゼルのように、DSM‐5の採用を拒否して、あくまで生物学的原因に基づく診断基準を構築すべしと主張する立場の研究者も少なからず存在する［＊25］。

しかし、現代の精神科医のほとんどは「折衷主義 eclecticism 者」を自認するだろう。これは医学教育の過程において、いわゆる bio-psycho-social model を繰り返し推奨されるためもある。患者の理解に際して、生物学的側面、心理的側面、社会的側面のそれぞれに配慮すべしとする考え方は当然すぎて反論しにくい。しかしガミーが最も否定的な態度をとるのはこの折衷主義に対してである。なぜか。これらの諸側面は単に並列されているだけで、重要度の濃淡も各側面の関連づけもなされないためだ。これでは学問として進展するはずもない。

折衷主義よりはましな態度として「統合主義 integrationism」があげられている。統合主義は、脳の水準の事象とこころの水準の事象の関連性を否定しない。ただし現代の脳科学は、この関連性のごく一部を解明したに過ぎない。こころの動きを脳の活動に直接対応させることはできないが、神経細胞レベルから細胞集団レベル、あるいはさらに巨視的なレベルへの関連性を調べることは可能だ。一方精神病理学では、こころの現象をより単純な要素（認知、感情、記憶）に翻訳することが試みられている。

直接の翻訳は無理でも、こうした心的現象の要素を脳の巨視的作動と関連づけることは可能かもしれない。実際、先に引用したマインドフルネスとDMNとの対応は、そうした構想と無関係ではない。また、いわゆる神経心理学は、こうした領域を扱うための学問である。こころの作動をすべて脳活動に翻訳するという遠大な構想よりは、はるかに現実性が高く、また臨床上の寄与も大きい分野と言えるだろう。

さて、四番目の「多元主義」である。実はこれこそがガミーが推奨する、精神科医にとって最も望ましい態度ということになる。これはガミーがヤスパースの再評価を通じて主張してきた立場でもある［＊24］。「多元主義」とは、個別の問題の探求に際して、複数の方法の中から最も優れた方法を一つだけ選択する姿勢のことだ。たとえば、躁うつ病の病態理解・治療方針選択には、生物学的・精神薬理学的手法のほうが心理社会的なアプローチより優れている。しかし、パーソナリティ障害の場合は、心理学的アプローチが生物学的アプローチに優っている。つまり診断ごとに、方法論を切り替えて臨むべし、という主張である。

喩えるなら、テキストデータはワープロソフトで、画像データは画像ソフトで開くべしという発想で、それ自体は同意できる。画像データを無理にワープロソフトで「読む」ことは可能だが、まったく意味がない。この比喩で言えば折衷主義とは、あるデータのテキスト的側面と画像的側面を同時に注目すべしという立場になるわけで、たしかに分が悪い。

ただし「多元主義」にも弱点はある。まず、とるべき立場の正当性がいかに担保されるかという議論が不十分である。たとえばガミーは「精神分析」を一蹴するが、臨床心理学の各流派が精神分析に源流を持つことを考えるなら、その姿勢は「偏見」というほかはない。もう一つの問題は、ある疾患の解明に際してどの立場が適切かという判断が確実になされうるかという点である。ガミーは「躁うつ病」の診療においては「生物学的・精神薬理学的手法」が優位であると断定しているが、薬理的手法の限界については冒頭で述べたとおりである。これがもし「うつ病」であるならば、薬物治療にＣＢＴなどの精神療法を組み合わせるという考え方が現在の主流であり、これを単純に折衷主義とは呼べないとしても、多元主義的発想を臨床場面で維持することは容易ではない。

しかし謙虚に歴史から学ぶなら、「精神」を扱う際に二元論では立ちゆかないことはすでに自明である。筆者の考えでは、従来の「精神」の理解には大きな陥穽がある。そう、そこには対話的契機が欠けているのだ。バフチンの指摘するとおり[*26]、意味（＝精神）が対話によって構成される可能性を少しでも考えるなら、ガミーの挙げる四つの立場は、いずれも多かれ少なかれ「専門家の独りよがり」という批判を免れないだろう。

再び「発達障害」について考えてみよう。この障害は器質的・先天的なものとされているが、安定したエビデンスは存在せず、確定診断のためのバイオマーカーもない。ただ「発達障害の器質因」という広く支持された仮説があるばかりだ。ならば発達障害の問題を生物学的にのみ扱いうるか、という問いには、多くの専門家が「否」と答えるだろう。必要なのは彼らの認知特性に基づいた「療育」、すなわち治療的視点からの養育の方針なのだ。ここではコミュニケーション、さらに限定すれば対話が治療の武器となるのだが、ならばそれは純粋に心理的立場と言いうるのだろうか。

もちろんそうではない。発達障害の心理はおそらく器質因によって独特のゆがみを帯びている。それゆえ単なる心理療法に効果はない。むしろ彼らの認知特性を受容しながら、そこからの発達可能性に期待をかけるのだ。ここでは当然のことながら、心理面と生物学的な側面の両面が考慮されている。ならば、それは折衷的立場と言いうるだろうか。たしかに、そう呼んで悪い理由はないだろう。

ただし、筆者の臨床実感に即して言えば、治療者の意識は常にその両面を往復しているわけではない。面接と対話を重ねる中で「この患者は脳が七割、心理が三割」といった漠たる理解が形成されていく。つまり複数の立場、理論を編み上げるようにして、その患者向けのオーダーメイド理論が作られていく。少なくとも筆者は、初診で確定診断をすることはまれになった。もちろん「当たり」はつけるし、とりあえずの治療方針は定める。しかしその後の診断を確定させるものは、あくまでも患者本人との「対話」である。

オープンダイアローグ

ここで、筆者が近年注目している、ある治療法について紹介しよう。

フィンランドで実施されてきた「オープンダイアローグ」と呼ばれる手法である。オープンダイアローグは、フィンランド・西ラップランド地方のトルニオ市にあるケロプダス病院のスタッフたちを中心に、一九八〇年代から開発と実践が続けられてきた。現在、この手法が国際的な注目を集めている。急性期の統合失調症患者に対する治療的介入として、ほとんど薬物治療や入院治療を行わずに、きわめて良好な治療成績を上げてきた実績ゆえである。

その手法の概略は以下のとおりである。発症直後の急性期、依頼があってから二四時間以内に、「専門家チーム」が結成され、クライアントの自宅に出向く。本人や家族、そのほか関係者が車座になって「開かれた対話」を行う。この対話は、クライアントの状態が改善するまで、ほぼ毎日のように続けられる。

オープンダイアローグは、正式には「急性精神病における開かれた対話によるアプローチ Open Dialogues Approach in Acute Psychosis」（OD）と呼ばれるように、主たる治療対象は発症初期の統合失調症だった。この手法による治療成績は下記のとおりである。

ODの導入によって、西ラップランド地方においては、入院治療期間は平均一九日間短縮された。薬物を含む通常の治療を受けた統合失調症患者群との比較において、ODによる治療では、服薬を必要とした患者は全体の三五％（対照群では一〇〇％）、二年間の予後調査で八二％は症状の再発がないか、ごく軽微なものに留まり（対照群では五〇％）、障害者手当を受給していたのは二三％（対照群では五七％）、再発率は二四％（対照群では七一％）に抑えられていた。

薬物療法に依存しないコミュニティケアの試みは、ODがはじめてではない。古くは一九六〇年代のD・クーパーの「ヴィラ21」やR・D・レインの「キングズレイ・ホール」の例がある。ローレン・モッシャーによるソテリア・プロジェクトも、世界各国で試みられている。ODが注目されているのは、その一見「話し合うだけ」という単純さや応用可能性ゆえであり、また「反精神医学」といった政治的色彩が薄いことによる。

筆者は二〇一五年九月にケロプダス病院を見学してきたが、ケミ＝トルニオ郡という人口六万人ほどの自治体にただ一つの公立精神科病院が、地域のニーズを一手に引き受けている事実に驚嘆を禁じえなかった。ここでは精神障害の慢性化がほとんど起こらず、予約リストもパンクしていない。なにより職員が疲弊していない。その理由を「早期に介入し対話を行うから」とこともなげに説明された時の衝撃は忘れ難い。彼らの日常的実践の前には、今さらエビデンスを云々することがばかばかしく思われるほどだった。

その実践の詳細については、二〇一三年に公開されたドキュメンタリー映画、ダニエル・マックラー（Daniel Mackler）監督による“Open Dialogue: An Alternative, Finnish Approach to Healing Psychosis”を参照されたい（動画サイトで全編を観ることができる）。この作品が国際的な注目を浴びるきっかけを作った。日本語の書籍としてはODの中心人物であるヤーコ・セイックラの論文の翻訳に筆者が解説を付けた『オープンダイアローグとは何か』、ヤーコ・セイックラ、トム・アーンキル著（高木俊介、岡田愛訳）

『オープンダイアローグ』などがある。

ODの特異な点は、治療者が複数（三人がベストとされる）、患者側も複数のメンバーが参加することである。患者本人とその家族、親戚、医師、看護師、心理士、現担当医、その他本人にかかわる重要な人物などが含まれる。この形式をネットワーク・ミーティングと呼ぶ。「人間関係のネットワーク」という意味である。

クライアントやその関係者など、すべての参加者には、平等に発言の機会と権利が与えられる。ミーティングにファシリテーターは存在するが「議長」や「司会者」はいない。ファシリテーターの役割は、中立な立場を保ちながら折にふれて話し合いに介入し、議論のスムーズな進行を調整することである。

重要な原則の一つは、「患者本人抜きではいかなる決定もなされない」ということである。薬物治療や入院治療——そうした判断もあり得る——を含む、治療に関するあらゆる重要な決定は、本人不在ではなされない。ミーティングの最後に、ファシリテーターが結論をまとめる。対話の結果、薬物治療や入院が選択されることもありうるが、何も決まらない場合は「何も決まらなかった」ことが確認される。ミーティングに要する時間はさまざまだが、およそ一時間半程度で十分とされている。

ここで注意が必要なのは、ODが「反薬物治療」でも「反精神医学」でもないという点である。セイックラ自身は、診断基準や薬物治療に批判的だが、全否定ではない。対話を治療の中心に据えながら、薬物や入院は必要最小限度にとどめよう、という姿勢である。

ODは、基本的には統合失調症の急性期に対する治療として発展してきた経緯があるのだが、治療の対象は必ずしも統合失調症に限定はされない。著作や論文中に提示されている事例も、うつ病、PTSD（心的外傷後ストレス障害）、家庭内暴力などさまざまで、小学校教育での応用例も紹介されている。

ODには複数の理論的背景がある。思想的には社会構成主義やポストモダン思想、治療理論としてはシステム論的家族療法やナラティブ・セラピー、リフレクティング・プロセスといった複数の技法との関連が深い。とりわけ重要とされる二つの理論的支柱が、G・ベイトソンの「ダブルバインド理論」と、M・バフチンの「詩学」である。前者はODのシステム論的なバックボーンをなしており、後者は対話そのものの治療的意義を基礎づけている。

「モノローグ」(独り言)の病理性を「ダイアローグ」へと開くこと。そのために、多くの異質の声がひしめく「ポリフォニー」の空間を作り出すこと。そこから症状(=未曽有の経験)を言語化するための共有言語を生成すること。筆者が考えるODのイメージはこのようなものだ。

それゆえ重要なことは、可能な限り、当事者や関係者が安心して対話に参加できる条件を整えることである。どんな発話も——「妄想」でさえも——否定されることはなく、どんな体験も傾聴される。さらに重要なことは、どんな発話にも応答が返されるということだ。

こうした構造を持つ以上、ODにおいて「診断」や「治療方針」を専門家が決めることはない。かといって「話し合い」や「説得」、「多数決」などで決めるわけでもない。専門家はリフレクティング(ODの柱となる技法の一つ。詳細は前掲書などを参照)などを通じて判断や提案を試みるが、対話をコントロールするわけではない。

むしろ専門家自身も対話システムの一部として参加しながら、対話の空間からさまざまな判断が生成されるのを待機するのである。それゆえODの直接の目的は「治療」ではなく、ただ「対話を続けること」になる。合意や結論は、いわばその過程の〝副産物〟であり、症状の改善もまた、同じ位置づけとなる。

社会構成主義的に言えば、ODの中で新たな言葉が生まれ、象徴的コミュニケーションが確立されることで、新たな現実がもたらされる。かくして患者は健康なアイデンティティと物語を取り戻し、社会とのつながりを回復するとされている。このとき危機的状況はむしろ、患者と社会の関係性を再構成するための貴重なチャンスとなるだろう。

対話は単なるコミュニケーション（情報交換）ではない。その場に立ち会う人間の身体性、現前性、他者性が最大限に尊重されるからだ。声が、しぐさが、まなざしが響き合う中で、複数の視点や経験が交換され、その場その場の一回限りの固有の体験が確立される。患者の苦しみに「声」を与える言語は、このようにして生まれてくる。ここでは「複数の主体」の「複数の声」がポリフォニーを形成し、それ自体が治療の〝資源〟となるのである。

ODの実践モデルは、全世界に広がりつつあるが、専門家からの抵抗も少なくない。日本においては、近年コミュニティケアのモデルとして評価されているACT（assertive community treatment：包括型地域生活支援）の実践とODの組み合わせがもっとも実現可能性が高いと考えられるが、専門家からの懐疑や抵抗も予想されるだけに、まずは慎重にパイロットスタディを進めエビデンスを蓄積していく必要があるだろう。

オープンダイアローグとの出会いは、筆者の精神科医としての立場にも大きなパラダイムシフトをもたらした。ただし率直に言えば、ODを支える諸理論は、ラカンやデリダといった論客の議論に比べてそれほど鋭利とも先鋭的なものとも言いがたい。しかし、鋭すぎる思考はしばしば〝観察者のモノローグ〟にたやすく接近してしまうのではないか。批評の言葉としてはこのうえなく鋭利ではあっても、その鋭利さゆえにダイアローグを遠ざけてしまうのではないか。筆者はこれまで、批評が臨床を豊かにする可能性を信じて副業批評家を続けてきたが、そろそろ臨床家としての立場を定めなければなるまい。「モノローグからダイアローグへ」とは、実は筆者自身の課題でもあったようだ。

「対話的多元主義」へ

若きSF作家、宮内悠介の初の長編小説『エクソダス症候群』のテーマは、火星の精神医学である[＊27]。精神疾患が治療可能になった地球では、なぜか自殺率が増加しており、「突発性希死念慮 Idiopathic Suicidal Ideation」と命名されていた。火星生まれの精神科医、カズキ・クロネンバーグは、恋人を自死で失い、医局でも冷遇されて失意のまま故郷である火星開拓地に戻ってきた。彼の新しい職場は、火星で唯一つの精神科、ゾネンシュタイン病院。いわば発展途上地域である火星では、薬剤はおろかろくな食材も手に入らない。カズキはこの荒涼たる故郷で、もはや地球では見られることのない疾患「エクソダス症候群」と向き合うことになる。

いきなり何ごとかと思われただろうか。ここでこの特異なSF作品を紹介するのは、精神医学の門外漢であるはずの宮内が、精神医学史が本質的に抱え込んだ一つの問題を見事に言い当てているためである。宮内は本作で、中井久夫による「普遍症候群」と「個人症候群」の対比を引用する[＊28]。うつ病や統合失調症など、精神医学の教科書やDSM-5などの診断基準に掲載されているものが「普遍症候群」、そうした分類が当てはめにくく、その個人に特異的としか見えない疾患が「個人症候群」とされる。中井が例示するのはフロイトやユング、あるいは中山ミキらの「創造の病い」である。

容易に予測されるように、「普遍症候群」には科学的精神医学が、「個人症候群」には精神分析が対応する。患者の長老であるチャーリーはカズキに問う。「我々は進歩しているのか、後退しているのか」と。そして断ずる。「精神医学の歴史とは、つまるところ、光と闇、科学と迷信の強迫的なまでの反復なのだ」と。

この言葉を素人の臆断、と笑うのはたやすい。しかし以前にも指摘したように、近代以降の精神医学は、普遍と個人との間で弁証法的な葛藤を繰り返してきたのではなかったか。催眠療法から精神分析、薬物療法からCBT、マインドフルネスからDMNへと、その振幅は収束することなく続いている。果たしてわれわれはチャーリーの断定を一笑に付すことができるのだろうか。

しかし、ここにきてようやく、普遍と個人を収束させるポイントが見えてきたように思う。そう、それこそが「対話」なのである。

以上の論点をふまえ、筆者が現在構想しているのは、「対話的多元主義dialogical pluralism」である。多元主義のメリットを維持しつつ、理論の選択において患者にも主体的に参加してもらう点がポイントである。すなわち、臨床家と患者が対話を通じて、そのつど最も望ましい立場と手法を選択していくイメージである。専門性を否定せず、専門性ゆえに陥りがちなモノローグをダイアローグへと開くこと。

もちろん対話の結論によっては薬物療法が用いられることもあり、CBTやIPTといった「大文字の精神療法」が用いられることもあるだろう。最重要な点はあくまでも「対話」ということになる。このとき一対一の治療関係は、かなり特殊で例外的なものとなるだろう。治療関係は可能な限り複数のメンバーに開かれてあることが望ましい。

問題があるとすれば、「対話」は科学ではない、といった批判が容易に予想されることである。たしかに「対話」には再現性はない。手順をマニュアル化することもできない。それゆえ対話の有効性を統計的に検証することは難しい。

しかし、ここで現代医学の潮流を見渡してみよう。すでに「キュアからケアへ」「患者から病む個人へ」「病院からコミュニティへ」「医師の指導から患者の自己決定へ」「教育から自立支援へ」「客観的健康から主観的健康へ」「疾病生成論から健康生成論へ」といった動向は、医学の全領域においてはじまっている。そのことごとくが、「個の多様な健康」へと動きはじめている。

精神医療における「開かれた対話」こそは、キュアとケアを架橋し、自己決定と自立を促し、健康を生成するための最大の契機となるであろう。本邦におけるオープンダイアローグのパイロット研究が、「対話的多元主義」の最初の端緒となることを、いまや筆者は確信している。

3 開かれた対話と人薬

はじめに――人薬とは何か

そう遠くない将来において、精神科薬物療法をはじめとする身体療法はその進歩の限界を迎えて長い停滞期に入ることが予想されている。精神医療の中心は世界的な潮流として現在の収容中心主義からコミュニティケアへの移行を余儀なくされるであろう。

治療手段の停滞を破るものとして期待されるのは、マインドフルネスあるいは一連の第三世代の認知行動療法といった新たな精神療法の試みとなるであろう。いずれもPETやNIRS、あるいはfMRIなどによってその有効性が実証されつつあるが、こうした〝生物学的に根拠づけられた精神療法〟に関する研究が、今後いっそう盛んになるであろうことは想像に難くない。とはいえ、そうした高度な精神療法が一気に医療現場に普及するとは考えにくい。

精神障害の「軽症化」とともに、医療と福祉の境界、治療と支援の区別、リハビリテーションと就労支援の境目はいっそう曖昧化するであろう。すでにそうなりつつあるように、精神医療の主たる対象は、うつ病と認知症に移行し、その必然的帰結として、精神医療は緩和ケアに限りなく近い営みとなる可能性が高い。

ながらく内科モデルを志向してきた精神医学は、徐々にその限界を自覚するとともに、〝つまるところ人間は人間によってしか癒やされえない〟という単純な事実がくりかえし再確認され、現前性や身体性、関係性などの治療的意義が再評価されるであろう。本章ではそうした要素の総称として「人薬《ひとぐすり》」を用いることにする。

人薬なる言葉の出典は、二〇〇九年に公開された想田和弘監督の映画『精神』である。本作に登場する、こらーる岡山診療所の代表、山本昌知医師の談話から筆者が借用したものである。山本医師のモットーは「病気ではなく人をみる」「本人の話に耳を傾ける」「人薬」とのことであり、人薬について詳しい定義や解説をしているわけではない。しかし、この映画で描かれる、こらーる岡山診療所のたたずまいそのものが、治療における人薬の重要性を如実に物語っている。

その診療所は、民家を改造したつくりになっていて、通院患者は診療を待つ間、好きな場所に寝そべったり、お茶を飲んだりお喋りしたりして過ごしている。人と人の距離がおのずから近づくような空間になっていて、スタッフと患者も自然な対話を行いやすい。こうした緩やかな対人関係、あるいは対人空間のありようそのものが治療的な意義を持っている。人薬にはそうした含意がある。

著者の日常臨床においても、人薬は重要な意味を持っている。とりわけ、ひきこもりやうつ病の診療においては、こうした視点は欠かせない。

いずれの場合も、とりわけその回復期においては、良好な対人関係の有無が予後に大きく影響する。

まず重要なのは家族である。家族はいわば「最初の支援者」であり、疾患について理解し患者を支える立場である。家族が病状に理解がなく、家族関係が不安定なままでは、回復が著しく遅れることは避けられない。この点は疾患にかかわらず自明の前提であろう。家族関係が不安定である場合、患者は家庭内ストレスの対処にエネルギーを割くことになり、結果的に社会参加が著しく遅れることになる。たとえば社会的ひきこもりの長期化はこのようにして起こる。

家族関係はいわば支援の土台として重要であるが、回復期においては家族以外の対人関係がさらに重要な意味を持つ。さまざまな事情から知人や友人と疎遠になっている患者は、社会参加に先立って長い停滞期を経験することになりやすい。少ないながらも対人的なつながりが残っていて、時に会食したり愚痴をこぼしたりできる相手がいる場合は、社会参加に際しても比較的スムーズである。

おそらく軽症患者の多くに共通して言えることは、「良好な対人刺激には治療的な賦活効果を期待できる」ということである。ここには親密な対人関係のような特異的な対人刺激から、外出して雑踏の中を歩くといった非特異的な対人刺激までが含まれている。こうした場合の治療機序として、筆者は「患者の自己愛の修復」と「対人資源によるレジリエンスの補強」を考えている。

後述するオープンダイアローグの理論に関連して、ネットワークセラピーなるものの存在を知ったが、これは家族に限らず、患者のさまざまな関係者を巻き込んだ治療を指す。ここでネットワークとは、「対人関係のネットワーク」を意味している。こうした治療技法もまた人薬の存在と無関係ではないであろう。人薬のメリットとして、高度な専門性を必要とせず、低コスト（人によってはタダ）で利用できることが挙げられる。しかし反面、長い孤立やひきこもりを経てきた人にとっては、通常の治療以上に敷居が高くなる場合もある。つまり新たな人間関係を築くほうが、治療を受けるよりもはるかに困難である場合が少なくないのである。

病むことはしばしば必然であるにもかかわらず、治癒には偶然の要因が数多くかかわっている。とりわけ人薬の利用については、偶然頼みになりやすい。これまでは治療の一環として、有意義な出会いが起こりやすい方向付けや環境設定を工夫するしかなかったが、最近、ここにまったく新しい可能性が加わってきた。それがフィンランド発の精神療法「オープンダイアローグ Open Dialogue」である。その手法や成果については、2章を参照されたい。

治療の実際

ODの中心人物であるセイックラは、それが「治療プログラム」ではなく「哲学」であることを強調しているが、紙幅の関係でそちらには深く立ち入らない。ここではまず、ODの具体的な実践について述べる。

患者もしくはその家族から、オフィスに相談依頼の電話が入る。電話を受けたスタッフは、医師であれPSWであれ、責任を持って治療チームを招集しなければならない。かくして依頼から二四時間以内に、初回ミーティングが行われる。

ODに参加するスタッフは、全員がセラピストであり、対等の立場で、つまり職位による上下関係抜きで対話に参加することになる。ODの源流は家族療法であるため、治療チームの全員が、ケロプダス病院内で三年間の家族療法の研修を受けている。

このほかODへの参加者には、患者本人とその家族、親戚、医師、看護師、心理士、現担当医、その他本人にかかわる重要な人物などが含まれる。ミーティングは、しばしば本人の自宅で行われる。全員が一つの部屋に車座になり、やりとりが開始される。

そこでなされることは、まさに「開かれた対話」である。このミーティングは、患者や家族を孤立させないために、危機的状況が解消するまで毎日続けられる。こうしたシンプルな手法で重篤な統合失調症が回復し、再発率も薬物療法の場合よりはるかに低く抑えられるのである。

それではODにおける対話の実践とは、どのようなものなのだろうか。

クライアントやその関係者など、すべての参加者には、平等に発言の機会と権利が与えられる。ミーティングにはファシリテーターは存在するが、対話を先導したり結論を導いたりするような「議長」や「司会者」はいない。ファシリテーターの役割は、中立な立場を保ちながら折にふれて話し合いに介入し、議論がスムーズに進行するよう調整しながら、相互理解と合意形成に向けて、議論を広げたり深めたりすることである。

ODにおいては、原則としてスタッフとクライアントの間に明確な区別は設けない。これは「専門家」や「患者」の立場を否認する、という意味ではない。ODでも患者（patient）ないし専門家（professional）という区別は存在する。重要なことは、ODにおいて「専門性」は必要とされるが、「専門家が指示し、患者が従う」といった上下関係は存在しない、ということである。ODにおいては、「専門家」と「患者」が、完全に相互性を保った状態で対話をすることが望ましいとされているためである。

最も重要な原則の一つは、「患者本人抜きではいかなる決定もなされない」ということである。薬物治療や入院を含む、治療に関するあらゆる重要な決定は、本人を含む全員が出席した場面でなされなければならない。言い換えれば、本人不在で治療方針が決められることはない。当事者を排除したスタッフだけのミーティングも開かれない。

ここで注意が必要なのは、ODが反薬物治療でも反精神医学でもないという点である。セイックラ自身は、診断基準や薬物治療に批判的な立場をとっているが、全否定ではなく、そうした治療は必要最小限度にとどめよう、という姿勢である。ODを急性期の統合失調症や重篤な精神疾患に適用する際に、ODが奏功しなかった場合のバックアップとしての薬物や入院病棟は、「保険」としても必須と考えられる。

ミーティングの最後に、ファシリテーターが結論をまとめる。対話の結果、薬物治療や入院が選択されることもありうるが、何も決まらないということもある。そういう場合は「何も決まらなかった」ことが確認される。ミーティングに要する時間はさまざまだが、セイックラは、およそ一時間半程度で十分と述べている。

仮に患者が入院した場合でも、同じ治療チームがかかわりを持ち続ける。こうした心理的連続性はきわめて重要な要素である。緊急事態が去り、症状が改善するまで、同チームのかかわりは、本人のみならず家族に対しても続けられる。発症直後のような緊急時に、密度の高い介入を行うという点で、ODは通常の家族療法とは大きく異なっている。

このようにODは、基本的には統合失調症の急性期に対する治療として発展してきた経緯があるのだが、セイックラによれば、治療の対象は必ずしも統合失調症に限定はされない。著作や論文中に提示されている事例も、うつ病、PTSD、家庭内暴力などさまざまで、小学校教育での応用例も紹介されている。

理論的背景

なぜ「開かれた対話」が治療的な意味を持ちうるのだろうか。以下、その理論的な背景について簡単にまとめておこう。

セイックラによれば、ODの発想は、非常に多くの思想や理論の影響下で洗練されてきた。思想的には社会構成主義やポストモダン思想、治療理論としてはシステム論的家族療法やナラティブセラピー、リフレクティング・プロセスといった複数の技法との関連が大きい。

とりわけ重要とされる二つの理論的支柱が、グレゴリー・ベイトソンの「ダブルバインド理論」と、ミハイル・バフチンの「詩学」である。前者はODのシステム論的なバックボーンをなしており、後者は対話そのものの治療的意義を基礎づけている。端的に言えば、「モノローグ（独り言）」の病理性に「ダイアローグ」の健康さが対比されるのである。統合失調症の患者は、しばしば病的なモノローグに自閉しようとするが、ODによる介入は、それをダイアローグに開くように作用すると考えられている。

ただし、ただ集まって対話するだけではダイアローグは成立しない。問いかける以前に重要なことは、可能な限り当事者や関係者が安心して対話に参加できる条件を整えることである。

発症当時はすべてが曖昧である。ODでは、あえて診断や評価には踏み込まず、曖昧な状況を曖昧にしたまま対話によって支えていく。これは「不確実性への耐性」と呼ばれ、ODにおける重要な原則の一つである。

通常の診療とは異なり、ODでは、最初から「診断 diagnosis」がなされることはない。診療ならば初診時点で診断と同時に治療方針や経過の見通しなどが患者側に伝えられる。しかしODの場合は、そうした見通しが曖昧なままで対話が続けられることになる。

最終的な結論が出されるまでは、この曖昧な状況に耐えながら、病気による恐怖や不安を支えていくことが重要な意味を持つ。統合失調症に限った話ではないが、発症初期の患者と家族の不安はきわめて大きい。とりわけ家族には、強制的にでも患者を入院させて早く安心したいという思いが強い。しかしODでは、対話の中で本人が納得し同意しない限り、入院治療が強制されることはない。

こうした曖昧さ、不確実性への不安を支えるのが、繰り返されるミーティングと継続的な対話である。

家族が孤立してしまわないように、ミーティングはほぼ毎日のようになされ、通常はこれが一〇‐一二日間は継続される。

そのさい、参加メンバーの役割や社会的階層は重視されない。メンバー全員のあらゆる発言が許容され傾聴される。この雰囲気そのものが安全感を保証する。どんな治療手段（入院、服薬など）が採用されるべきかについては、対話全体の流れが自然な答えを導いてくれるまで先送りされる。

統合失調症の発症初期において、患者は自らの耐えがたい体験を語るための言葉を奪われている。それゆえ、患者が幻覚や妄想について語り初めても、スタッフはそれを否定したり反論したりせずに傾聴する必要がある。その上で「自分にはそうした経験がない」という感想を語り合ったり、その体験についてさらに詳しく患者に尋ねたりする。

ODが目指すのは、対話によって新しい現実を作り出すことである。具体的には、対話の中で新たな言葉を生み出し、象徴的コミュニケーションを確立することである。そうすることで、患者は健康なアイデンティティと物語を取り戻し、社会とのつながりを回復するとされている。この考え方は、現実が言語やコミュニケーションによって構成されているとみなす社会構成主義にもとづいている。

このとき、患者の病的な発話の中にひそんでいる、メンバー間で共有可能な発話を導き出すことが重要である。患者と家族、または関係者、そして専門家との親密なやりとりを続けていく中で、次第に病的体験の意味づけがなされ、苦悩を言い表すための言葉が創りだされていく。このとき危機的状況は、患者と社会の関係性を再構成するための貴重なチャンスとなる。

有意義な対話を生成していくために、治療チームは、患者や他のメンバーの発言を丁寧に傾聴すると同時に、そのすべてに応答しなければならない。その応答は、相手の発言内容に即しながらも、さらなる別の問いかけの形をとる必要がある。
バフチンによれば、あらゆる発話は応答を求めており、「言語にとって（すなわち人間にとって）応答の欠如ほど恐ろしいものはない」とされる。これは人間が、モノローグ（独白）を脱してダイアローグ（対話）を必然的に志向する存在とみなされるためである。

バフチンはその多声性（heteroglossia）概念において、意味というものが語り手と聞き手のやりとりの中でしか生じないことを示している。その意味で、人々の語ることに耳を澄まし、対話の行間に見え隠れする感情や感覚のやりとりに注意を向けながら、言葉を生み出していく姿勢が求められる。患者の苦しみに「声」を与える言語は、こうしたやりとりの中から生まれてくるのである。

ODは診断や治療を直接の目標としない。家族療法の発想に基づいてはいるものの、家族の病理構造に注目したり、その構造を変えようと介入したりするわけでない。ODの空間では、ただ「複数の主体」の「複数の声」がポリフォニー（バフチン）を形成しており、それ自体が治療の資源となる。

対話における質問や応答は、こうしたポリフォニックな対話システムがうまく作動し続けていくことを目指してなされるが、専門家が作動全体をコントロールするわけではない。そこでは専門家も対話システムの一要素としてふるまうことになる。それゆえ対話の目的は、単純な合意や結論に至ることではない。安全な雰囲気の中で、メンバー相互の異なった視点が接続されることが重要となる。合意や結論は、いわばその過程の副産物であり、症状の改善もまた、同様の位置づけとなる。

事例――ペッカとマイヤ

以下に、セイックラの論文から、ODの実践例を引用する。統合失調症を発症したと思われる男性事例の治療場面である。

事例は金物店に勤める三〇歳の既婚男性、ペッカ（仮名）である。ペッカの訴えによれば、彼はある組織的な陰謀に巻き込まれており、その組織の人間につけねらわれている、とのことだった。彼のかかりつけ医は精神科病院の入院担当チームに連絡を取り、ペッカの自宅で治療ミーティングの場が設けられた。彼の出席者はペッカ、彼の妻のマイヤ、ホームドクター（D）、心理学者（もしくは臨床心理士 Psych）と三名の看護師だった。

ペッカの言動ははじめ病的で筋が通らず、混乱したものだった。しかし、看護師がペッカの妻に、なにが心配なのか尋ねたことで流れが変わった。この問いかけがペッカの病的な言動に変化をもたらし、そこから対話が始まったのである。

マイヤとペッカは発病につながった出来事について話しはじめた。ペッカによれば、もうすぐクリスマスだというのに、彼には仕事もなく、プレゼントを買うお金もなかった。彼の前の雇い主は、ペッカに支払われるはずのボーナスを、まだ払っていなかった。大きな不安をかかえながらも、ペッカは雇い主に電話し、ボーナスを請求してみた。しかし雇い主の対応はひどいもので、ペッカをゆすりたかりのようにあしらった。

このやりとりの最中、たまたまその地区で停電があり、灯りが消えて真っ暗になった。彼は停電という恐ろしい偶然を、彼をはめるための罠だと考えた。チームは一連の出来事について、さらに詳しい説明を夫妻に求めた。質問者は停電のとき、どんなことを思ったのかをペッカに尋ねた。ペッカの恐怖を言語化するためである。

心理士：あなたは死ぬことを恐れていた？
ペッカ：うーん、そこまでではないけれど……でも、その場から離れたほうがいいなとは思いました。レイ（雇用主）がキレていろいろとまくし立てたので、何をされるかわかったもんじゃないなと。（中略）
医師　：彼があなたを探しにやって来る。
ペッカ：そう、彼はやって来る。
医師　：あなたを殺しに来るというわけですね？
ペッカ：うーんと、それは……それは、もちろん、最悪の場合なんですけど……。

質問者が用いた強い言葉、すなわち「彼があなたを殺しに来る」という言葉は、ペッカの恐怖に、明確かつ具体的な新たな表現をもたらした。この時点でミーティングへの安心感と信頼、そしてペッカとチームの信頼関係が十分に醸成されていたため、ペッカにとって最大の恐怖についてのやりとりが可能になっていた。

ここでチームは「リフレクティング」を行った。これはトム・アンデルセンによって開発された家族療法の技法で、簡単に言えば、患者や家族の目の前で治療チームが意見交換し、それについての感想を家族に話し合ってもらい、その話し合いについて治療チームが再び意見交換し……ということを繰り返す技法である。ODにおけるリフレクティングは、最悪の経験を語ったり、ひどい混乱に陥りそうな状況でなされることがよくある。治療チームは問題についての新たな理解を積極的に模索しつつ、病的経験を語るための言葉を創り出そうとする。かくして夫妻の声と主体性が再構築されるのである。

心理士：ちょっとこのまま、お待ちいただけますか？　私たちの間でやりとりしたいので。さて、どんな感想を持ったかな？　何か連想したことはある？

医師　：うん、ちょっと思ったのは、ペッカの話を聞いていて、この人は自分自身よりも他人の気持ちを忖度するタイプの人かなと。

ペッカ：少しそういうところがあるかも……。

心理士：自分自身よりも？

医師　：そう、自分よりも仲間のことを。

心理士：年末のボーナスをレイに請求したときも、レイにどう思われるかで気をもんだりとか……。

医師　：そうだね。

心理士：もらえるはずのボーナスを取りもどすことよりも、レイの気持ちのほうを心配してしまうんですね。

医師　：そう、それで私も、そのときの彼がどんなに大変だったかを考えてみたんです。ペッカは、自分の権利を強く主張したり、もらえるものはもらうと要求したりするのが苦手な人なんじゃないかな、と。［……］あと、ペッカはいつも今みたいに、詳しい説明をする人なのかな、とも思いました。ひょっとしてこれは、彼独特の困惑や恐怖のサインではないのか？　でなければ私たちに、もっと詳しく伝えたいことがあるんじゃないでしょうか？　だから、彼は、わかりにくいこと、つかみどころがないことについて、あん

なふうにとことん話してくれたんでしょう。（以下略）

ミーティングの終盤、質問者はもう一度、病のきっかけとなった一連の出来事に話を戻した。ペッカがまだ、停電と前の雇用主の反応について、妄想的な考えを持っているのかどうかはっきりさせるためである。心理士がそれらの出来事を偶然の一致と思うかどうか尋ねてみたところ、ペッカは、今はそう思えると答えた。チームは、ペッカがもう病的な状態ではないということで意見が一致した。

日本での応用可能性

ＯＤは、フィンランドの「ニーズに合わせた治療 Need-Adapted Treatment」の一部をなしているため、治療の要請はすべて受け入れられ、治療費は基本的に全額無料である。こうした制度のもとでＯＤの発展が進められてきた。

この実践モデルは、最重度の精神疾患にすらネットワークモデルが有効であることを示しており、現在はロシア、ラトビア、リトアニア、エストニア、スウェーデン、ノルウェーなどに国際ネットワークがある。また、イギリスやアメリカでも、ＯＤの研修コースが整備され、ケロプダス病院のスタッフが講師として招聘されている。

日本においては、セイックラの翻訳書への反響などから考えても、ＯＤに対する期待度はきわめて高い。しかしその一方で、統合失調症の治療にＯＤを用いることへの専門家（主として精神科医）の不安や懐疑も強く、スムーズな導入は困難であろう。

筆者はさしあたり、ＯＤの高い有効性が期待されるひきこもり事例や家庭内暴力の事例への応用を先行させることを検討中である。また、近年コミュニティケアのモデルとして評価されているACT（Assertive Community Treatment：包括型地域生活支援）の実践とODの組み合わせも実現可能性が高いと考えられる。

ODには、精神医療のあり方に大きなパラダイムシフトを迫る思想的・臨床的な可能性がある。それはある意味で、冒頭で述べた人薬の、現時点で最良の応用とも考えられる。家族療法に源流を持つこの手法の日本での発展に少しでも多くの臨床家による賛同と参画を願ってやまない。

4 反-強度的治療としてのオープンダイアローグ

「分裂病」の時代

「強度の精神病理」を論ずるにあたっては、まず分裂病（現在は統合失調症だが、本稿ではあえてこの呼称を用いる）について述べておく必要がある。言うまでもなく精神病理学のコンテクストにおける「強度」概念は、分裂病と深く結びついており、それ以外の文脈に移植することがきわめて困難であるためでもある。

ここからの議論は、主として八〇年代における分裂病の位置にかかわるものである。当時の分裂病は、資本主義、あるいはポストモダンの究極の隠喩だった。この事実をまず確認しておこう。

そう、八〇年代はあきらかに「分裂病の時代」だった。「スキゾとパラノ」（いずれも分裂病圏だ）を筆頭に、「資本主義と分裂病」「自明性の喪失」「アンテ・フェストゥム」といった概念が知的意匠をまとって流通した。思想誌や批評誌が分裂病に関する特集を組み、現代思想と精神病理学の蜜月は最高潮に達しつつあった。

以前にも引用したが、たとえば『現代思想』一九八〇年九月号は「分裂病の人間学」を特集している。編集後記にいわく「精神医学は哲学のもっとも中心的な場所を占めるにいたった。すなわち、人間とは何か、自己とは何かを直接的に問いうる場所をである」「精神医学は常識を突破して考え続けるほかない立場に立たせられたのである。そしてそれは人間というものがどのようにして成り立つものであるかを根底的に問い直す場であった」。この文章はこうしめくくられている。「逆説的だがしかし、分裂病はいま、人類の希望を示しているといいうるだろう」[*1]。

いま、この一文のナイーブさを笑うのはいかにも容易である。そう、分裂病はかつて、われわれにとって共約不可能な「究極の他者」の、少なくとも象徴であり、それゆえ精神病理学（それは実質的に分裂病の精神病理を扱う学問だった）こそは、そのまま他者をめぐる思想の最前線にほかならなかった。パラノイア研究に出自を持つラカンが精神分析サークルからは忌避され、精神病理学において歓迎された歴史的経緯も、こうした背景ゆえである。

このように八〇年代における「他者の象徴としての分裂病」こそは、およそ最も成功をおさめた「隠喩としての病」であった。いや、むしろこう言うべきか。分裂病という疾患そのものが、その本質において隠喩性をはらんでいたと。「近代」（あるいはポストモダン）の隠喩として、すでにその消滅すらささやかれつつあるこの疾患が、時代ごとに異なった表現形を持っていたことは何を意味するか。

分裂病は、その病因論において隠喩化の契機をすでにはらんでおり、その限りにおいてソンタグのいわゆる「隠喩としての病」ではありえない。癌やエイズが隠喩化されるのは、その致死性もさることながら、病因論が隠喩として濫用されることで、病のイメージが再帰的に強化されたためだった。しかし、癌やエイズ以上に謎をはらんだ分裂病は、隠喩的にしか語ることができず、この種の再帰性は生じにくい。むしろ分裂病は、その疾患名が流通した時代において、常に「他者」の隠喩であり続けた。何に対する他者か。「われわれ神経症者」にとっての他者である。

それがいかに粗雑な隠喩であったかは、二〇〇〇年代以降急速に認知が広がったもう一つの他者、発達障害との混同ぶりを一瞥すればあきらかだ。精神症状は顕著でないが疎通感に乏しく、社会参加にも問題を抱えがちな一群を、われわれはたとえば単純型分裂病や分裂病質人格障害などと「診断」してきた。精神病理学もまた、長く自閉症を定位できないままだった。

しかしその後、精神病理学は急速に凋落する。この凋落に拍車を掛けたのが、「精神分裂病→統合失調症」への名称変更だったことは疑い得ない。「精神の分裂」という象徴的なオーラをまとった特権的な名称から、「統合の失調」という、世俗的かつ即物的な記述への移行。これにより少なくとも「隠喩としての分裂病」は消滅したのである。

ドゥルーズのスキゾ概念

当時の分裂病のオーラに対して確実に寄与したのはドゥルーズ＝ガタリ（以下DG）による著作、『アンチ・オイディプス』と『千のプラトー』であっただろう。果たしてそこに描かれた分裂病のイメージはいかなるものであったか。以下、少々長いが引用してみよう。

「『私、アントナン・アルトー、私は私の息子であり、私の父であり、私の母であり、そして私である。』分裂者は、自分自身に独自の位置決定の様式をもっている。なぜなら、彼は何よりもまず特別な登録コードをもっているが、これは……社会的コードをパロディ化するためでしかない。錯乱的コードあるいは欲望的コードは、並はずれた流動性をあらわす。分裂症者はひとつのコードから他のコードへと移行し、すばやい移動のうちにあらゆるコードを撹乱し、提起される質問に応じながら、日々同じ説明を与えることがなく、同じ系譜を引き合いにだすこともしない」［＊2］。

これに続き、アール・ブリュットの画家として知られるアドルフ・ヴェルフリの名前が引かれる。彼は自分の描いたデッサンの説明を気分によって変えてしまう。「分裂者は、いつも足元をぐらつかせ、よろめいている。その理由は簡単である。あらゆる側面、あらゆる離接が、等価であるという、それだけの理由」[*2]による。

さらに記述はシュレーバーへと移行する。DGは彼の身体を「独身機械」と命名し、それを「強度」に結びつける。

「独身機械は何を生産するのか。独身機械を通じて何が生産されるのか。その答えは、強度〔内包〕量ということであるように思える。ほとんど耐えがたいほどの、純粋状態における強度量の分裂症的経験が存在するのである」。

「錯乱や幻覚は、真に一次的なものである感動に比べれば、二次的なものにすぎない。この感動がまず体験するのは、もろもろの強度、生成、移行だけである」。

「シュレーバー控訴院長の教説に従えば、吸引と反発は強度の神経状態を数々生み出し、この神経状態が様々な度合において器官なき身体を満たし、シュレーバー‐主体は、これらの神経状態を通過しながら、女性になり、永劫回帰の円環を辿って、さらに別のいろいろなものになる。シュレーバー院長の裸の胴体にある乳房は、錯乱でも幻覚でもない。この乳房は、何よりも、器官なき身体の上の強度の地帯を示しているのだ。器官なき身体はひとつの卵である。そこには、軸と閾、緯度、経度、測地線が縦横に走っている」。

「(精神医学が分裂者を「廃人」に変えたと批判しつつ)分裂者こそ、精神が物質にふれ、そのおのおの強度を生き、これを消費する耐え難い地点に身をおいた存在だったのに」。

ただしドゥルーズ自身は、その生涯において、一人の分裂症者とも出会ったことがないという。それゆえ彼の「分裂症」イメージは、アルトー、ヴェルフリ、シュレーバーらの事例研究に依拠している。その限りにおいて、彼の「分裂症」理解は、比較的正確である、と言うことができる。とりわけ分裂症患者が純粋に強度的な経験に晒されており、幻覚や妄想はこれに対する二次的派生物であるという記述は、後述する花村による強度の論理とそれほど遠くない。

しかし近年、ドゥルーズのスキゾ概念には複数の疑問が呈されている。たとえば志紀島啓は、第六〇回日本病跡学会における発表「ドゥルーズ：最も潜在的な自閉症」において、DGのスキゾとは自閉症との混交概念であり、比重はむしろ自閉症のほうにあると指摘している[*3]。その根拠の一つが「スキゾの特徴は主体の同一性を解体し、非人称性へ向かわせるものであ」ることだ。これは中井久夫による、分裂症者における統合と同一性を回復しようという狂おしいまでの努力、という指摘に矛盾する。理念型と臨床像という抽象レベルの異なる比較がなされているのは措くとしても、この指摘は検討に値する。

二重の主体と自閉症の定位

脳とこころの並行関係に対する反論として、精神医学においてはアンリ・エーが器質力動論の立場から「器質＝臨床的隔たり」を指摘している。これは脳の損傷がただちに精神障害には結びつかず、精神障害には必ずしも器質的基盤が見あたらない臨床的事実に基づく。

しかしラカンは、エーの主張すら不徹底であるとして、次のように述べている。「アンリ・エーが誘惑にかられてどこかで主張していることとは反対に、神経組織の解剖学的分化と心的発現――たとえそれが知能のそれであろうと――の豊かさとのあいだには、下等動物における行動についての無数の事実が証明しているように、なんらの平行性もないという事実です」[＊4]。

私はかつて、こうした並行関係の欠如について、主体の二重性として考察を加えた経緯がある。それはシニフィアン／コンテクストの対立を端緒として導かれた、ベイトソン／ラカンという記述的二重性でもある。心的現象の記述法として、OS（Organic Subject：器質的主体）とPS（Psychoanalytic Subject：精神分析的主体）という記述概念を仮定したのである。

たとえば、ある一つの刺激をOSはコンテクストとして〝学習〟し、PSはシニフィアンとして〝反復〟する。ここで学習の機能はOSに、反復の機能はPSに限定的に割り振られる。OSが学習によって獲得した「コンテクスト」は、「文字」を介してPSにシニフィアンとしてもたらされ、逆にPSの作動が反復するシニフィアンはOSに「文字」として送り返され、コンテクストとしての効果をもたらす。

二重の主体は互いに盲目であり、一方が一方の作動を直接に知ることはない。OSないしPSは、作動の単位として、それぞれが閉じたシステムを構成している。よって主体の二重性は、OSとPSという二つのオートポイエーシス・システムのカップリングとして記述されうる可能性か示されることになるのだが、その詳細は拙著を参照されたい[＊5]。

ここでの私の目論見は、この記述概念を用いることで、統合失調症と自閉症の差異を明確化することにある。

ラカン派の議論において、自閉症をどのように位置づけるかは、すぐれて現代的な課題とされている。ラカン自身は自閉症とスキゾフレニーを、ほぼ同じ病理としてとらえていた。松本卓也によれば、現代ラカン派はスキゾフレニーと自閉症の区別においても「享楽の回帰の様態」という観点の導入を試みているという。たとえばエリック・ローランは、自閉症における享楽の回帰は、身体の中でも縁の上（口や耳など）に焦点化される、としている由[＊6]。しかし、私が考えている差異はもう少し本質的なものだ。

自閉症当事者の手記を読むと、彼らの「主体」がきわめて特異な形式を持つことがわかる。たとえばドナ・ウィリアムズ『自閉症だったわたしへ』には、彼女の恐れる場面についての記述がある[＊7]。それはまず相手と視線を合わせることであり、抱きしめられることであり、体に触れられること、指示されること、そして優しくされることである。たとえば「やさしさ、親切、愛情には身がすくむ」とある。

端的に言えば、ここにある感覚は「主体化への恐れ」である。どの行為も彼女にとっては、心的組織を主体へと凝集させる契機にほかならない。たとえばまなざしや親密さは、彼女に対して、ほとんど暴力的に同一性や主体性を強いてくる。つまりドナにとって、愛や親密さは暴力なのである。心的主体を意識させられる場面は、彼女にカタストロフを予感させるからだ。

原題の“Nobody Nowhere”にあるように、彼女の真の願いはNobodyであることだ。だから彼女は、自らのもっとも好ましい写真として「誰でもない顔のドナ」を挙げる。

唯一の主体であろうとあがく分裂病者とは異なり、自閉症者はむしろ主体化を回避する。ただしこれは、記述の半分でしかない。

同じく当事者である綾屋紗月の著書『発達障害当事者研究』には、身体感覚を記述することの困難が描かれる[＊8]。たとえば綾屋は、自らの空腹感や気温の高低、あるいは疲労感をうまく感じたり、適切に対処したりすることができない。その理由は「大量の身体感覚を絞り込み、あるひとつの〈身体の自己紹介〉をまとめあげる」作業に、人よりも時間がかかるためだ。

たとえば、長く食事をしないでいると、「ボーっとする」「動けない」「血の気が失せる」「頭が重い」「胃のあたりがへこむ」といった、バラバラの感覚情報が彼女を襲う。しかしこれらの感覚は、彼女の中で、ひとまとまりの「空腹感」を構成しない。放置すれば低血糖に陥るため、彼女は「一定の時間になったら上司に断ってソバ屋でソバを食べてまた戻って仕事をする」という行動パターンを決めておく。たいていはそれでうまくいくが、少しでも予想外の事態（ソバの売り切れなど）が起こると、彼女は容易に混乱に陥ってしまうのだという。

この状況は一見したところ、分裂病における「自明性の喪失」（ブランケンブルク）と似てみえる。異なる点は、自閉症にあっては、「喪失」に対する葛藤や困惑感が乏しいことだ。綾屋が混乱するのは、「喪失」そのものに対してではなく、「喪失」への自己流の対処法が機能不全に陥った場合である。この差異は決して小さくない。分裂病では「障害」そのものに対する自覚と主体化への焦燥がある。しかし自閉症では「障害」への無関心と、その帰結に対する困惑があるだけだ。

さらにもう一人、自伝のテレビドラマ化などで知られるテンプル・グランディンについても述べておこう。その自伝によれば、彼女は自閉症の診断を受けながらよい指導者に恵まれ、家畜に対する特異な共感能力を活かす職業に就くことができた[*9]。現在はコロラド州立大学准教授として動物学を教えるとともに、動物を苦しめない家畜処理施設のデザインにもかかわっている。

彼女の活動で特に興味深いのは、自身の神経発作を抑えるために彼女が開発した器具である。Hug machine（締め付け機）がそれだ。装置の基本構造はシンプルで、大きな二枚の板を蝶番でV字状につなぎ合わせただけのものである。使用者はこのV字状の板の谷間に寝そべり、板に自分の体を挟み込んで、シリンダーで空気圧を調節しながら体に好みの圧力をかける。この装置は、アメリカの児童施設で今も使用されているという。

この装置のアイディアは、興奮している家畜を保持器具で圧迫すると速やかに鎮静化するという事実から発案された。あるいはまた、自閉症児が深部知覚の刺激、とりわけ体の圧迫を求めるという事実も参考にされた。多くの自閉症児がマットレスに体を挟み込んだり、ソファの下に潜り込んだりする行動が、それに当たるのだという。

自閉症者が深部知覚への刺激によってリラックスするという事実は示唆的である。遠位知覚である視覚機能を主体獲得の手段として用い得ない自閉症児が、何を媒介として〝主体感覚〟を獲得するか。この問いに対する一つの答えが「深部感覚への刺激」だとしたら。

ここでベルクソンによる記憶の円錐を想起しておこう。逆さ円錐の底面、すなわち人間のもっとも弛緩した物質としてのありようを自閉症と考えるなら、自閉症者は文字どおり圧迫という深部感覚の刺激によって、その主体を凝集、すなわち円錐の頂点へとまとめ上げることが可能になるのではないか。

このとき、自閉症者の内面に生起するイメージは、ドゥルーズのいわゆるディアグラムに似ている。どのような表象とも無縁のイメージであるディアグラムは、イマージュの弛緩において破局とカオスとをはらんでいる。このとき彼らの苦痛は、彼らの裡なるディアグラムを「主体的」に表象ないしコンテクストへと収縮させ、鎮静化させることができないことによるのではないか。だとすれば自閉症児の常同行為とは、リズムによってカオスを鎮静化する手続きにほかならないだろう。

ここで、先ほど述べた「二重の主体」に戻ろう。PSの側から記述するなら、分裂病と自閉症の区別が難しいのは当然である。いずれも「父の名の排除」ないし「象徴化の失敗」といった形でしか記述できないからだ。シニフィアンの水準からみるとき、二つの「障害」を構造的に区別することはきわめて困難である。

ならば、OSの側からみればどうなるか。

PSが単一の主体への凝集、すなわち固有名へと統合される志向を持つとすれば、OSはおそらく逆の志向を持つ。つまりOSは弛緩と拡散、すなわち匿名性を志向するのである。自閉症の主体がまさにそうであるように。実はこの志向は、われわれ自身も共有している。たとえば快感原則がOSに奉仕するのは、それがまさに緊張の解放であり、主体化からの解放（＝動物化）の契機をはらむがゆえである。

ラカン的区分に依拠するなら、神経症者である「われわれ」は、ひとまとまりの凝集体としてのPSたることを志向し、自閉症者はOS的な弛緩を志向する。ここで言う「志向」には、主体性や能動性は関与しない。そのように言いうるとして、ならば分裂病の位置づけはどうなるか。

分裂病の発症が、言語獲得以降であることを考慮するなら、その病理が快楽ならぬ「享楽」と深くかかわることが予測されよう。ミレールは分裂病者において過剰な享楽が回帰すると定式化したが、これはむしろPS的な主体化を突き抜けた、そのさらに先にあるような事態と記述することが可能だ。厄介なのは、この領域もまた「非人称的な場所」にかかわるため、まだこの段階ではドゥルーズ的なスキゾと分裂病、そして自閉症との違いははっきりしない。

ドゥルーズ的強度

さて、ここからはいよいよ「強度」の検討に入ろう。

樫村晴香は、その精緻なドゥルーズ批判において、その強度概念を批判する[＊10]。樫村自身の要約によれば、それは以下のような批判である。

「Dzがニーチェの体験（引用者註：永劫回帰）を一般化し、強度を強度の隠喩として扱うことで、結果的に、ハイデッガー的差異とニーチェ的強度を短絡させたことを批判する。これは、差異‐分節の現実的過程を、強度‐反復という原初的‐身体的なオーダーと、一元論的に結節することが、基本的に困難であることを示唆するためである」。

「Dzにおいて、偽装‐強度は異なるものを異なるものへ関係させる境位となるが、そこで異なるものと異なるものは、どちらも等しく分節性‐意味作用の次元に属しており、しかしニーチェ／クロソフスキーにおいて、強度とはまさに『全く無意味』で、異なるものと異なるものが絶対に関係できない場所であり、それは強度と意味作用が、非共役的であるゆえに当然である。実際『強度に従う』ものとしての分裂病者の発話（いわゆる言葉のサラダ）での、無数の反復と羅列は、言葉の一つ一つがそれ固有のイマージュ‐身体‐強度に直接に帰属＝従属することから成り立っており、そこにはいかなる分節も、言葉（シニフィアン）相互の関係も、意味作用‐意味内容も存在しない（意味内容は身体そのものである）」。

ここで議論の詳細に立ち入る余裕はないが、樫村はドゥルーズが記述する「強度」と、ニーチェ的な「強度」の違いを繰り返し強調する。体験そのものとしていかなる隠喩化をも拒むニーチェ的強度に対して、〝平穏かつ幻想的〟なドゥルーズ的強度。そう、ここでも再びドゥルーズが対象としていたものが「分裂病」ではなかった可能性が示唆されるのだ。

たしかにドゥルーズはこうも述べている。「個体化とは本質的に強度的なものであり、そして、前個体的な場とは理念的‐潜在的なもの、あるいは差異的＝微分的な諸関係＝比でできているもの」「個体化、それは、強度によって創造される質と延長のなかで、異化＝分化のいくつもの線に沿って、差異的＝微分的な諸関係＝比を現実化するように決定する強度の作用なのである」[＊11]。

ここで述べられている「個体化をもたらす強度」と、圧倒的な無意味さで個体を解体の危機に晒す「永劫回帰の強度」を比較するなら、たしかにドゥルーズの強度概念は「疾患生成 pathogenesis」的であるというよりは「健康生成 salutogenesis」的ですらある。

花村的強度

それゆえドゥルーズ的「強度」と対比されるべきは、精神病理学者・花村誠一による「強度」概念である。両者はしばしば混同され混用されてきた経緯がある。しかし、もし「強度」の現代的意義を問おうというのであれば、この両者の比較検討を避けて通ることはできない。

花村による分裂病論は、言語化に抵抗する強度の生成をダイナミックに描出し得たという点では、最も〝異様〟かつ先鋭的なものであった。

花村はまず、原民喜による強烈な被爆体験の描写を例に挙げ、それが圧倒的かつアポカリプティックな体験であることを指摘しつつも、現実に起こった原爆投下という事態の写しであるという点で共約可能、すなわち外延量として記述可能な体験であるとする。これに続くのが以下の記述である。

「私は分裂病的、つまり正真正銘の共約不可能な『位置のずれ』の例として、症例におけるあの出来事的な瞬間、患者の描く『モナリザの顔』がお化けみたいに変貌する瞬間をあげる。重要なことは、これとつり合って、壁に貼られた数多の『芸能人の写真』もまた、一挙に、お化けみたいに変貌する点で、くだんの出来事はこれら両契機によってはじめて成立するといえる。これこそまさに『写しの写し』として強度の波動の生じる瞬間、患者がまったく新規な――メディアと日常空間とが等質化する――記号過程にあけわたされる瞬間をとらえたものでなくて、いったい何であるだろう。私の立場はこのように、『しるし』ではなく『うつし』に定位するもので、これによってはじめて、強度に対し、ある種の積極的な立場をとることが可能になると思われる」［*12］。

難解な花村の記述の中では、例外的にわかりやすい文章である。ここで対比されている被爆体験と、こうした強度的体験の違いがよく理解できる。前者は体験を裏付ける記述可能な客観的事実（原爆投下）があり、後者にはそれがない。

自らは微動だにしていない（できない）まま、その内界（と想定される領域）が「世界」によって無限に侵食され、しまいには自身と世界そのものが否応なしに一致させられる。ただしこの場合の「世界」とは、ボルヘスの「アレフ」のような「情報量としての世界」ではない。そうした外延量からも解放された、いわば全体性概念そのもののような「世界」のことである。

二重の主体と強度

ここで再び、私による「二重の主体」理論に立ち返ろう。

私がかつて提出した仮説は、次のようなものだ。主体の二重性はOSとPSという二つのオートポイエーシス・システムのカップリングとして記述可能である。OSは神経系を環境として「学習」を産出するシステムであり、PSはシニフィアンを環境として「症状」を産出するシステムである。このあたりはわかりにくいと思われるが、今は読み飛ばしていただいてかまわない。

OSとPSは、共通の廃棄物として「文字」を排泄し続けるシステムでもある。たとえばカントを参照するなら「感性」と「悟性」は学習の側にあり、「理性」は反復的に産出される症状として記述される。このとき「意識」は、OSとPSを媒介するスクリーンの位置におかれ、そこでは作動を表象に変換することによって、つまりみかけ上は表象を再生産することで、二重の主体の協働が可能になる。もちろんOSとPSに本質的な媒介をもたらすのは「文字」の機能にほかならないが、この点について今は深く立ち入らない。

こうした記述法の下で、ドゥルーズ的な強度と花村的な強度はどのように記述されうるだろうか。

まず重要なことは、いずれの「強度」も外延量としては記述できないという点だ。つまり、強度は常にOS側の作動効果としてもたらされるもの、ということになる。ただし、もし樫村の批判と私による「健康生成」という解釈が正しければ、ドゥルーズ的強度は常にOS‐PSのカップリングによる制御の下にあるはずである。

具体的には、なんらかの刺激を受けてOSの側に凝集の契機がもたらされ、それがPSの側においては「個体化」という症状として記入されるような事態である（シニフィアンの効果はすべて「症状」とされるため、PS側では、たとえば「健康」ですら「症状」となる）。

補足するなら、神経系ネットワークに足場を据えているOSは、シニフィアンの媒介抜きで作動するという意味で「器官なき身体」に近似可能である。そう、器質的主体とは器官なき身体の別名なのである。OSが「強度」を担うことは、この意味からも正当化される。

ついでに触れておくなら、さきほども述べたとおり、自閉症はOSの弛緩を志向するため、原則として「強度」概念とは無関係である。いっぽう分裂病的事態においては、そのベクトルが真逆に転ずる。ここから発生するものが「花村的強度」である。

こちらの場合も「強度の波動」はOS側で発生する。大きな違いは、こちらの強度が再帰的、自己言及的に高められるという点である。花村が強度概念を構想するにあたり依拠している Muller-Suur は、低い強度に対応するのは「狂っていた」という意識であり、高い強度に対応するのは「狂ってしまった」という意識であるとする。花村は「前者が反省的意識を伴うのに対し、後者は反省以前の自己制作そのものので、明らかに区別することができる」［＊13］と述べている。

私の記述法に翻案するなら、低い強度はすでにＰＳとのカップリングによる制御下にあるがゆえに「内省」という症状に帰結しているが、高い強度はＰＳによる制御が追いつかず、ＯＳ、ＰＳいずれの側にも誤作動が生じてしまう。ＯＳはＰＳとデカップリングした状態で再帰的作動が進行し、痙攣的な凝集へと向かう（花村はこれを「反省痙攣」と呼ぶ）。喩えるなら臨界に達した原子炉がＰＳという制御棒を喪失して、メルトダウンにむけ暴走しているような状態である。

このときＰＳの側にあっては「異様な表出」や「異様な言葉」といった症状群が産出され続ける。「異様さ」にはＯＳの暴走が反映されている。すなわち、コミュニケーションを志向するがゆえにコミュニケーションを一切受け付けない、という逆説的態勢だ。これがあの「プレコックス感」（分裂病臭さ）の源泉となることは言うまでもない。診療場面でわれわれが最も「強度的なものに触れた」という実感を持ちやすいのも、こちらの局面である。

反‐強度の技法

以上、強度を巡っての自閉症と分裂病の比較、そしてドゥルーズ的強度と花村的強度の違いについて述べてきた。以下は、反強度的治療としての「オープンダイアローグ」について述べる。

容易に見て取れるとおり、ＯＳの暴走はＯＳの自己言及的作動がもたらしたものであり、それは一種のモノローグである。自閉的モノローグが危険なのは、それが時として急速な増悪を招き、症状を固定してしまう恐れがあるからだ。

モノローグをダイアローグに開くこと。これは、オープンダイアローグによる治療目的の一つである。

ならば、それはいかなる治療か。

オープンダイアローグ（開かれた対話）とは、統合失調症患者への治療的介入の一手法である。フィンランド・西ラップランドのトルニオ市にあるケロプダス病院のスタッフたちを中心に、一九八〇年代から開発と実践が続けられてきた。

現在、この手法が国際的な注目を集めている。その主たる理由は、薬物治療を行わずに、きわめて良好な治療成績を上げてきた実績があるからだ。手法や治療成績の詳細についてはセイックラらの論文と著作を参照されたい。

患者もしくはその家族から、相談の依頼を受けた治療チームは、二四時間以内に初回ミーティングを開く。参加者は、患者本人とその家族、親戚など、本人にかかわる重要な人物である。ミーティングはしばしば本人の自宅で行われる。

そこでなされる「開かれた対話」では、全員に発言の機会が与えられ、他者の中傷以外はどんな発言も否定されず、発言には必ず応答がなされる。治療に関するあらゆる決定は、本人を含む全員が出席したうえでなされるが、結論を出すことが目的ではない。このミーティングは、危機が解消するまで毎日続けられる。ほぼこれだけで重篤な統合失調症が回復し、再発率も薬物療法の場合より低く抑えられるという。

この治療を推進してきた家族療法家、セイックラらの理論的支柱はG・ベイトソンやM・バフチンであるが、本稿にとって重要なのは、主にバフチンらの主張に基づく「モノローグからダイアローグへ」という治療理念である。

先ほど述べたように、分裂病者にとってモノローグはしばしば強度亢進的な契機となりうる。モノローグをダイアローグに開くということの意義は、未だ言語化されざる経験に言葉を与えることであり、感情の共有であり、ケアの共同体を形成することだ。いずれも花村的強度を減衰させることにつながる。その意味でオープンダイアローグとは、反‐強度的な技法の集大成としてみることも可能なほどである［＊14］。

以下、その具体的な手法についてみていこう。

まず重要なのは、治療チームのメンバー全員がその場にいあわせることだ。こうした現前性と身体性は、治療ミーティングに不可欠である。オープンダイアローグをスカイプなどで実施することは、ほぼ不可能なのである。

それでは、言語化されざる症状について語るための、新たな共有言語を作り出すにはどうすればよいか。治療チームは、すべての声に耳を傾け、できる限り応答しようと試みる。そのためには、単に話しやすい雰囲気をつくるばかりでは足りない。本人が触れるのを避けたがっている辛い記憶や苦悩とも直面しつつ語れるように工夫しなければならない。そのうえで、参加者全員のコメントをうながし、問題となった出来事についてのポリフォニックな描写を立ち上げる必要がある。

ここで興味深いのは、トム・アンデルセンによるリフレクティング・チームのアイディアが活用されている点だ。この技法は簡単に言ってしまえば「専門家同士が本人の目の前で、本人の噂話をする」というものである。自分自身についての会話は、当事者の耳目をかきたてずにはおかない。このとき患者の内言（モノローグ）は、治療チームのリフレクティングに積極的に参加しようと試みるだろう。それがそのまま、ダイアローグへの展開につながるのである。

発達心理学の視点からは、対話の中で感情の表出を続けていくことの重要性が示唆されている。発達早期の、すなわち言語獲得以前の対話的関係において、親と子は互いに情動を調整しあう。この種の情動調整は、たがいの関係性の根幹部分を作り上げている。これは後に言語の使用によって複雑になっていく対話プロセスの基礎となる。それゆえこうした情動調整は、オープンダイアローグの活動を支える基本でもある。とりわけ、新たな共有言語の構築とコミュニティの形成という意味において。この調整が成功しているかどうかの指標が「愛」の感覚であると、セイックラは述べている。

ここで生じている「愛」の感覚は、ロマンティックやエロティックなものではなく、むしろ家族や同胞への愛に近い感情である。それは、意味を共有する世界に参加したことで生ずる、身体レベルの　反応である。その世界は、お互いに信頼し合う人々と、互いにフェアで包括的な存在として、協力し合って生み出したものだ。セイックラはブーバーの「我‐汝」関係に言及している。

ここで述べられている技法は、暴走を続けるＯＳのモノローグに、もう一度ＰＳをカップリングさせるための技法として記述可能である。とりわけ、リフレクティングや情動調整による介入は、ＯＳに対して直截的な影響力を持ちうるだろう。かくして分裂病者におけるＯＳは、治療チームのＯＳとの非言語的なダイアローグに開かれていく。これが強力なブレーキとなって、再帰的暴走はスローダウンを余儀なくされるであろう。

ここからさらに、治療チームとの言語的なダイアローグが開始される中で、強度的体験が命名され、新しい共有言語をもたらす。この共有言語こそは、その「文字」としての機能によって治療コミュニティを強化するとともに、患者にあってはＰＳ‐ＯＳのカップリングを安定させる当のものであるはずだ。

おわりに

いまだ文献的な情報しかない現時点において、強度に対するオープンダイアローグの作用についての検討は、ここまでが限界である。私は現在、セイックラのワークショップへの参加やケロプダス病院における研修を予定しており、十分な準備期間を経た後に、日本におけるオープンダイアローグの臨床的応用も検討している。よって、ここで試みた仮説的検討の正当性、あるいは私による「二重の主体」という記述法の有効性については、ひとまずそうした臨床実践を経たうえでの、後日の課題としておこう。

5 心理職とオープンダイアローグの可能性

はじめに

オープンダイアローグ（以下、OD）を日本で実施するとすれば、心理職の協力は必要不可欠である。しかし、ODの「思想」には、従来の心理臨床からは大きくかけ離れた要素が少なくない。主たる相違点を理解することで、ODの実施可能性を少しでも高めることが本章の目的である。

ODの導入

紙幅が不十分とはいえ、まったくODの紹介を省略するわけにもいかないので、ごく簡単に述べておく。オープンダイアローグとは、フィンランドで研究開発された、対話を用いたケアの技法である。ただしODは、治療システムや対話の思想を意味する場合もある。急性期の統合失調症を、薬物や入院を用いずに対話だけで回復させることで、全世界的な注目が集まっている。

治療スタッフは、クライアントからの依頼を受けて、ただちに治療チームを結成し、クライアントの自宅を訪問する。リビングなどで本人や家族、友人知人らの関係者（「ネットワーク」と呼ばれる）を交えて車座になり「開かれた対話」を行う。ミーティングの時間は一時間から一時間半程度で、クライアントの状態が改善するまで、時には毎日のように対話が続けられる場合もある。

ODにおける対話の流れは、概略次のようなものである。治療チームは、まず対話によって信頼関係と安全保障感を確保し、問いかけと応答によって「病的体験」の言語化と共有が試みられる。重要なことは、患者の訴えを否定したり診断したりせず、通常の困りごとと同様に、詳しく話を掘り下げていくことである。

次にリフレクティング（ここでは患者や家族の面前で専門家が話し合い、一区切りしたら立場を入れ替えて話し合うこと）によって患者の評価と治療計画についての意見が交換され、その過程から適切な答えがおのずから導かれる。重要な原則のひとつは、患者にとって重要なことを、患者がいないところでは決めないことである。このとき対話は「変化（改善）」を意図してなされるわけではない。よい対話の持続が、あたかも副産物のようにして改善や治癒をもたらすというイメージである。

ODの成果については、伝統的治療との比較で有意に高い改善率を示したとする報告をはじめ、エビデンスは蓄積されつつある[*1]。加えてODの導入によって、その発祥の地であるケロプダス病院では入院病床が三〇〇床から二二床まで減った。筆者らも現在、臨床の現場でODの応用を試みているが、統合失調症の幻聴が改善し、ひきこもり患者が短期間で社会参加を果たすなど、限定的ではあるが、その治療としての有効性を確信するには十分な手応えを得ている。

もちろん「相談を受けて二四時間以内に対応」といった「治療システム」の部分は、日本での応用はすぐには困難であろう。まず診療報酬が確保され、精神科クリニックやACT（Assertive Community Treatment：包括的地域生活支援プログラム）チームが中心となることで、地域ごとに実践が開始される可能性はある。ただし本章では、「技法としてのOD」の特異性に限定して述べる。

「チーム」であること

心理職がODにとっつきにくさを感ずるとしたら、それはまず「治療チーム」についてではないだろうか。個人精神療法の伝統になじんできた心理職の多くは、チームで治療をするという経験をほとんど持っていない。しかし、ODの対話を実施するうえでは、チームという設定は必須のものである。

多くの治療者はオフィスで患者と一対一で面接をするという個人精神療法の伝統的セッティングを自明のものとしているが、果たしてそうであろうか。少なくとも筆者はこの伝統が、カトリックの告解室から精神分析家のカウチを経て、たまたま現代まで継承されてしまった、特異な「治療文化」である可能性を排除できないと考えている。

たとえば野口裕二はODについて「ネットワークをチームで修復する」と簡潔に言い表している（あるシンポジウムでの発言）。患者は家族をはじめとする、人間関係のネットワークのなかで病んでいる。これはシステム論的家族療法などでよく知られた発想である。ODの画期性は、治療対象を家族に限定せず、家族以外の友人や知人にまで拡張した点にある。社会学で言うところの「社会関係資源」を治療に活用していこうという発想は、きわめて有用なものである。筆者自身のひきこもり臨床からみても、患者の回復において重要な鍵を握っているのは、家族もさることながら、実は「家族以外の他人」の存在なのである。

従来の治療場面においては、こうした関係者が同席する機会はきわめて稀だった。治療者によっては、本人以外の参加者を拒否する場合すら少なくない。しかし、患者に影響力のある他者が治療に参加することの意義は、依拠する理論の如何にかかわらず自明である。

ケロプダス病院の治療チームのスタッフは、全員が二年間の研修を受けた自律的なセラピストである。ミーティングに参加するスタッフは、医師であろうと看護師であろうと、上下関係抜きのフラットな立場で対話に参加する。初回から治療終結まで、同じメンバーがかかわりつづけることが、治療スタッフの責任とみなされている。

チームで治療を行うことのメリットは枚挙に暇がない。以下、この点について、個人精神療法との対比において記述を進めたい。

まず実践的なメリットとして、治療的なセッティングのなかで、ケアとケースワークが同時に進められるという点がある。とりわけ家族に限定されない関係者が一堂に会して、問題意識の共有が容易になることの意義は大きい。筆者はひきこもり臨床のなかで、家族支援も積極的に行ってきたが、患者や家族と個別に会うよりも、ODミーティングのほうがはるかに効率はよいと実感している。個別に対応を指示するよりも、ただ問題意識を共有するだけにとどめるほうが、家族の態度も変化しやすくなるのである。

これはまだ印象論にとどまるが、治療チームでミーティングを行うほうが、患者本来の社会性、すなわち健常な部分を引き出しやすくなる。端的に言えば、集団で友好的な雰囲気を醸成することは、それだけで暴力や暴言を抑止する効果がある。これは「抑え込む」というより「武装を解除させる」というニュアンスである。またリフレクティングが典型であるが、治療者同士の対話そのものには、患者の発言や参加に対する呼び水的な効果も期待できる。

「密室」と「転移」の問題

個人精神療法は、その構造的必然として密室化しやすく、一種の権力関係に陥りやすい。一方は患者であり、一方は専門家にして治療者である場合、この非対称性を乗り越えるのは、必ずしも容易ではない。ただ単に、治療者がへりくだればすむという話ではない。意図して「友だちのような関係」を作ろうとすれば、後述する転移の問題が控えている。密室内の権力関係は、治療者や患者にとって退行促進的に働くことが多い。その結果、彼らは普段他人の前では決して見せないような言動をとってしまうことになる。

ここに先ほども述べた「転移」の問題が絡んでくる。転移とは治療中に患者が治療者との間で過去の対象関係を反復することであるとされるが、要は治療関係のなかで相互に生じる好悪に色分けされた感情のことである。患者が異性の治療者に向ける恋愛性転移感情が典型であろう。

精神分析は治療のうえで転移を必須のものとする。転移には無意識において生ずる葛藤や欲望が反映されており、転移が生じる前提でその感情を解釈し、そこで生じる抵抗をさらに徹底操作するのが分析治療の王道とされている。また患者から向けられた好意をひとまず転移として解釈することは、治療者が安易に患者の要求に振り回されないようにするうえでも意味がある。こちらは倫理的な要請である。

しかし筆者は、フロイトの著作以外の文献で、真の意味で転移を治療的に活用し得た症例報告を寡聞にして知らない。治療関係における転移現象には、それがしばしば不可避的に発生する感情なので、「取扱注意」以上の意味があるかどうかはなはだ疑問であった。その後ODを知り、わずかながらもチームで治療をする経験を重ねた結果、筆者はひとつの結論に到達した。それは、転移感情とは精神療法の副作用にほかならず、生じないに越したことはない感情のひとつである、というものである。

治療者が解放される

ODの治療チームの優位性は、ここで述べた個人精神療法の弊害を予防しやすくする点にある。すなわちODにおいて権力関係は基本的に対等であり、密室化は起こりえず、おそらくはその結果、転移感情もきわめて生じにくくなる。

チーム対ネットワークという構図ゆえに密室化が起こりえないのは容易に理解されるだろう。これだけでも一方的な権力構造は成立しにくくなる。もちろん治療スタッフ間でも相互チェックが働く。チーム内部にはヒエラルヒーがないため、たとえば医師が尊大な発言をすれば、看護師や患者側からただちに批判・反論されることになる。ここには、徹底して患者の尊厳を尊重することがよい成果に結びつきやすくなるという構造がある。

チーム治療において転移が問題になることはほとんどない。この点について、転移の必要性を擁護する分析家は、「チームでは治療関係が深まらない」「転移の解釈なくして徹底操作はありえない」といった反論をするのかもしれない。しかし筆者は、チーム治療の経験から、以下のような疑念を持つに至った。すなわち、転移とは密室における非対称的な権力関係（「知っていると想定される主体」のような）という特殊な条件下で醸成される、人工的な感情だったのではないだろうか。それは無意識の真理に到達するための王道などではなく、転移性治癒や「ニコイチ」といった混乱へと治療者を迷入させる迂回路でしかなかったのではないか。

たとえば、「境界性パーソナリティ障害」の大半は、治療者との侵襲的な転移‐逆転移関係のなかで生じた外傷に起因する医原性の問題であると筆者は確信している。心理療法は時として薬物療法以上に人を壊すことがあるが、ここにも決まって「転移」の問題が絡んでくる。それは重要な治療的契機というよりは、治療関係における「失敗の徴候」と見なすべきではないか、というのが筆者の個人的な見解である。

先述したとおり、チームによるミーティングでは、従来の意味での転移はほぼ生じない。この事実は、治療者を著しく〝解放〟するであろう。たとえば、もはや転移を警戒して、感情的な中立性などに固執する必要はない。少なくとも筆者自身は、ODの場面でなら「自然に笑う」ことが容易になった。その結果、患者と感情の同期がしやすくなった。チーム治療のなかでは、まず治療者の感情と表情が解放される。転移を利用して真理を探究するよりも、感情を解放して治癒を追求するほうが、まっとうな治療に近いのではないかと筆者は考えている。

おわりに

現在筆者らは、ODに関心を持つ医療関係者や研究者とともに「オープンダイアローグ・ネットワーク・ジャパン」(ODNJP)という組織を立ち上げ、情報の共有や研修の便宜をはかる活動を進めている(http://www.opendialogue.jp/)。ODの「対話の思想」や治療チームの発想によって現状を変えたいと願う多くの専門家の参加を期待したい。

II

オープンダイアローグの現場から

6 オープンダイアローグによる統合失調症への治療的アプローチ

はじめに

近年、精神病の急性期に対する新しい介入手法／システム／思想として、オープンダイアローグ（ＯＤ）が注目されている。二〇一三年に公開されたドキュメンタリー映画、ダニエル・マックラー監督による“Open Dialogue: An Alternative, Finnish Approach to Healing Psychosis”をきっかけとして、わが国でも医療関係者の注目度は高く、専門誌の特集記事や翻訳書、解説書の出版が相次いでなされている。薬物治療や入院治療に依存しない治療方法として、あるいは治療に限定されない「対話の思想」として、そこには多様な可能性が潜在している。ＯＤの手法や成果については2章を参照されたい。

治療の「条件」

以下、ＯＤを「実践の条件」と「対話の手法」の二段階に分けて説明を試みたい。先述した治療チームによるアウトリーチ体制は、ＯＤ以前からあった「ニーズに応じた治療 Need-Adapted Treatment」［＊1］においてすで実践されており、ＯＤはそうした「インフラ」のうえで発展してきた。ＯＤにおける

「二四時間以内の治療チームによるアウトリーチ」は、望ましくはあるが必須の要素ではない。実際に、ODを病棟や外来で行うことも多い。

治療チームのスタッフは、全員が二年間の研修を受けたセラピストであり、職位による上下関係抜きのフラットな立場で対話に参加する。このほかODへの参加者には、患者本人とそのネットワーク、すなわち家族、親戚、医師、看護師、心理士、現担当医、そのほか本人にかかわる重要な人物などが含まれる。ODのプロセスは、野口裕二によれば「治療チームのネットワークで、患者のネットワークを修復する」（あるシンポジウムでの発言）プロセスなのである。

ODの原則として、セイックラらは以下の七項目を挙げている。①即時援助、②社会ネットワークを通した事態の捉え方、③柔軟性と機動性、④責任、⑤心理的継続性、⑥不確実性への耐性、⑦対話（とポリフォニー）。

「⑤心理的継続性」については、具体的には同じチームメンバーがあまり間隔を空けずに継続的にかかわるという意味である。患者の状態が急性期から抜け出し症状が改善するまで、同じチームのかかわりは、本人のみならず家族に対しても続けられる。たとえ患者が入院した場合でも、同じ治療チームが病棟内でかかわりを持つ。

この心理的継続性ゆえに、「⑥不確実性への耐性」が可能になる。急性期の何が起こるかわからない曖昧さや恐怖を、いかにして支えるか。セイックラは、対話こそが迷宮を脱するためのアリアドネの糸（難問解決のための手引き・方法）であると述べている。チームによる対話を通じて、信頼に値する治療的文脈や場面作りがなされ、どんな発言も傾聴され応答されるという雰囲気が共有されることで、安全保障感が確保される。こうした土台の上に立って初めて、対話は治療的なものとなる。

ODにおいても「患者 patient」と「専門家 professional」という区別は存在する。ただ、「専門家が指示し、患者が従う」といった上下関係は存在せず、可能な限り相互性を保った状態で対話をすることが望ましい。

ミーティングにはファシリテーターは存在するが、対話を先導したり結論を導いたりするような「議長」や「司会者」はいない。ファシリテーターの役割は、中立的な立場から対話に介入し、相互理解と合意形成に向けて、対話の持続を促すことである。

ここで重要な原則の一つは、「患者本人抜きではいかなる決定もなされない」ということである。薬物治療や入院を含む、治療に関するあらゆる重要な決定は、本人を含む全員が出席した場面でなされる。本人不在で治療方針が決められることはない。スタッフだけのミーティングやカンファレンスも開かれない。ODにおいては、障害者権利条約でうたわれている"Nothing About Us Without Us"（私たちのことを、私たち抜きに決めないで）の原則が、自明の前提となっているのである。

しばしば誤解されているが、ODの背景にあるものは「反薬物治療」や「反精神医学」のような「イデオロギー」ではない。ただ、薬物治療や入院治療は必要最小限度に留めよう、という基本姿勢はある。患者のQOLや尊厳に配慮することが治療的な意味を持つためである。ODだけでは十分に奏効しなかった場合に備え、薬物や入院病棟は、バックアップとしても必要と考えられている。

ミーティングの最後に、ファシリテーターが結論をまとめる。薬物治療や入院といった重要な決定は記録される。何も決まらない場合は「何も決まらなかった」ことが確認され、記録される。カルテに記載される内容は、参加者の名前とこの決定事項のみである。ミーティングに要する時間はさまざまだが、およそ一時間半程度で十分とされている。

セイックラによれば、ODの治療対象は統合失調症だけではない。著作や論文中に提示されている事例も、うつ病、PTSD、家庭内暴力などさまざまで、小学校教育での応用例も紹介されている。

ODの実践

それでは、具体的にODのセッションはどのように進められるのだろうか。セイックラと弟子にあたる家族療法家オルソンの共著論文に「実践のための12項目」としてまとめられた内容に筆者なりの修正を加えたものを表6-1に示す。

表6-1の原則を補足するなら、③の複数の視点というところは、メンバーの考えをひとつに集約するよりも、さまざまに異なった意見が多声（ポリフォニー）的に響き合う空間を目指すという意味である。

④における、接続、共有、交換の発想はきわめて重要である。患者が妄想を語り始めたとしても、了解不能な「妄想」というレッテルを貼るべきではない。むしろ共有や共感が可能な体験として、できるだけ詳しくその体験を語ってもらわなければならない。「患者に幻覚や妄想を語らせると症状が強化されるから、詳しく聞くべきではない」という「俗説」は過去のものである。重要なことは、患者が語る未曾有の体験に強い興味と関心を向けながら〝教えて〟もらう姿勢である。問いを重ねながら、メンバー全員がそれをリアルに追体験できるレベルまで、妄想の共有を深めることが推奨されている。

⑥⑦のリフレクティングもまた、ODの根幹をなす技法のひとつである。ごく簡単に言えば、患者本人やネットワークの訴えについて、その場で専門家同士が意見交換をし、それに対して患者や家族が感想を述べる。この過程を繰り返すことがリフレクティング・プロセスと呼ばれる。家族療法家のトム・アンデルセンが開発した技法である。

①	ミーティングには2人以上のセラピスト、クライアント、家族とネットワークメンバーが参加する
②	開かれた質問をし(「今日は何から話しましょうか?」など)、クライアントの発言には必ず応える
③	今この瞬間を大切にしつつ、複数の視点を引き出す(ポリフォニー)
④	幻覚や妄想を否定せず、異なった視点を「接続」し、体験を「共有」「交換」する
⑤	症状ではなく、クライアントの独自の言葉や物語を強調する
⑥	ミーティングにおいて専門家同士の会話(リフレクティング)を用いる
⑦	リフレクティングでは本人の努力を評価しつつ、今後の方針について意見交換をする(評価や方針はここで伝達される)
⑧	透明性を保つ=重要な決定は本人の目の前で行う
⑨	「変化」や「改善」を目標としない
⑩	不確実性への耐性
⑪	ミーティングの継続性、連続性を保証する
⑫	問題発言や問題行動には事務的に対応しつつ、その「意味」に注意

表6-1　オープンダイアローグ実践のための12項目(Seikkuia, 2002を元に作成)

患者の話をひととおり聴取したあとで、チームは患者とネットワークのメンバーに「これからわれわれだけでやりとりをしたいので、聴いていていただけますか」と確認をとり、チームのメンバー同士で対話を開始する。これは言ってみれば、当事者の目の前でケースカンファレンスをやるようなものである。診断やアセスメント、治療方針や家族へのアドバイスなどは、原則としてリフレクティングの中で提案される。その際は、患者や家族を批判するのではなく、彼らの苦労や努力をできるだけ肯定的に評価することが望ましい。

治療チームによる会話が一段落したら、その内容について家族側が会話する。以上のプロセスを一回〜数回反復する。リフレクティングの持つ意義は、ネットワークのメンバーの内的対話を活性化することにあるとされる。診断や治療方針についても、専門家が患者に一方的に押しつけるのではなく、目の前で専門家同士がやりとりする姿を観察しながら、患者が主体的に方針を選択することが容易になる。

以上の対話の流れを、簡単にまとめる。まず対話によって信頼関係と安全保障感を確保し、問いかけと応答によって「病的体験」の言語化と共有を試み、リフレクティングにおいて評価と治療計画についての意見が交換され、その過程から患者にとって適切な決定がおのずから導かれる。対話は「変化（改善）」を意図してなされるわけではないが、よい対話の持続があたかも副産物のようにして改善や治癒をもたらすというイメージである。

事例

ODが日本で注目された最大の理由は、薬物療法以外の選択肢が想定されにくかった急性精神病に対して、対話による介入が薬物以上に有効であるとされた点にあるであろう。もうひとつの画期性は、個人精神療法ではなく、治療チームで対話を行うという点である。実践してみればわかることだが、チームで対話をするメリットはきわめて大きい。そのメリットはいくつもあるが、それを列挙する前に、筆者らによる介入場面のワンシーンを簡単に紹介したい。なお、プライバシー保護のため、ここで紹介するすべての事例については、本質に影響のない範囲で細部に変更が加えてある。

〈事例1〉初診時三五歳、男性、統合失調症

家族に「食事に毒を入れられる」として家庭内暴力を繰り返す、三〇代男性の事例である。かつて統合失調症の診断で治療を受けていた時期もあったが、この数年は治療を受けておらず、服薬もしていないとのことであった。同居する両親が、本人にODのことを告げておらず、結果的

に抜き打ち訪問の形となった。ファシリテーター四人（精神科医二名、看護師一名、精神保健福祉士一名）の治療チームで入室すると、本人は驚いた表情をしつつも拒否はしなかった。簡単に自己紹介をしてそのままODのセッションを開始すると、むしろ多弁にこれまでの経緯や両親への不満を話してくれた。途中、本人の怒りに対して父親が弁解めいた言葉を口にすると興奮し始め、「ふざけるな、殺すぞ！」と怒鳴り、仁王立ちになって椅子を振り上げる場面があった。しかし治療者が穏やかな口調で「座って話し合いを続けましょう」と誘導すると、再びソファに座り、しばらくは父親を罵っていたが、徐々に穏やかな対話に移行できた。話し合いの中で、親への被害的な思いとともに、親に依存したいという両義的な気持ちがあることが明らかになり、初回の訪問で、診療報酬を含む治療契約に同意してもらうことができた。この回のミーティング所要時間は、約1時間半であった。

たとえ急性期の精神運動興奮状態であっても、対話は十分に可能である。適切な対話は大量の抗精神病薬に優る「鎮静」効果がある。急性期への介入で第一に懸念されるのは「暴力」であろう。しかし筆者らの治療経験から言い得ることは、治療チームで訪問することそのものが暴力に対する鎮静効果を持ち得るということである。これはスタッフが複数いるという物理的要因以上に、本人の話を批判せずに傾聴するという姿勢が安全保障感、すなわち安心をもたらすためと考えられる。

介入を拒まれることへの懸念については、ケロプダス病院のスタッフが「急性期には窓が開いている」という指摘をしていた。急性期であるからこそ、一気に患者本人の懐に入り、同時に家族とも治療関係を作り上げることが可能となる。その意味でODは、急性期ですら実施できるというよりも、急性期だからこそ介入が容易になると考えられる。

ならば、慢性期の統合失調症についてはどうなのだろうか。

筆者らはそうした事例についてもODを実施し成果を上げつつあるので、以下に事例を紹介する。

〈事例2〉初診時三五歳、男性、統合失調症

高二から不登校になった。ほぼ同時期に、母親がある自殺したタレントについて言及したことを契機に「心臓に穴が空いた」感覚と、自殺してしまうのではないかという恐怖が出現した。この頃から不眠と全身の痛みが出現し、心療内科を受診した。その後定時制高校を卒業するが、その翌年（二〇歳）から幻聴が出現し、声の指示で家出するようなこともあった。精神科に受診し、これまで三回の入院歴があるが、幻聴は一進一退だった。声が幻聴であるという自覚はあるが、聞こえた瞬間は怒りがこみあげてきて、公共の場でも大声で怒鳴ることなどが繰り返されていた。家でも両親が自分の悪口を言っているという幻聴があり、真夜中でも両親を起こして責め立てることが頻繁になった。

このため両親とともに筆者の外来を受診し、本人の希望で二週間に一度の「OD的面接」を外来で開始した。ファシリテーターは筆者（精神科医）と臨床心理士一名であり、患者とその両親が毎回参加した。現在までに約一五回のセッションを重ねている。

幻聴については、なぜそのような声が聞こえたのかという解釈を詳しく話してくれるためか、症状に対する違和感は徐々に強まっている印象がある。幻聴から妄想に発展することは起こっていない。OD後の感想として「終了後、気分がよく安心感があった。そういうときは幻聴が聞こえなくなる」と述べていた。前医から引き継いだ処方は減薬を進めており、現在はオランザピン二〇ミリグラムの服用を継続している。現在までに発作的な幻聴はほぼ消失し、公共の場で怒鳴るようなこともなくなった。本人によれば「細かい幻聴はまだ残っている」とのことだが、継続的に記録している行動記録表を見る限りでは、ほぼ毎日あった幻聴の頻度は週に一回程度まで減少しつつある。

本事例はすでに一〇年以上の治療歴があり、前医では慢性の統合失調症の診断を受けていた。慢性期ゆえか、月に一度数分間の面接をするだけで、かなり大量の抗精神病薬を処方されていた。筆者自身、慢性患者に対しては、これまで再発予防と寛解状態維持と称して同様の面接を行ってきたこともあり、この事例の経験はそうした治療のあり方を根本から見直す契機となった。

〈事例3〉初診時三〇歳、男性、統合失調症

受診半年前に「何か」に狙われていると思うようになった。受診時は「全国的に自分を狙うよう監視している」「殺されると思う」「ひととすれ違うときに何かを言われる」と語り落ち着かない様子だった。恐怖が原因で外出できない状態が続き、心配した支援者が当院に紹介し受診となった。ODの手法に則りファシリテーター二名（精神科医、精神保健福祉士）で対話を行った。

対話開始時は、来院のニーズは明瞭ではなく、医療が何かをできるとは考えていないようだった。このため当初は拒否的な態度だったが、何を話してもよいと感じてもらえるように対話を繰り返すうち、「自分が恨まれている理由がある」と語り始めた。その中で、恨まれる原因自体はたしかにあるが実際は解決ずみであると自ら語り、それまで確信していたことについて疑問を述べるようになった。「もともと神経質で、不安が強い」「不安が減れば楽かもしれない」との訴えを受けて、治療者からの提案を受け容れ、朝にジアゼパム一ミリグラム、夜に睡眠薬の内服を本人が選択した。

四日後の再診時には、「不安が軽減し外出できるようになった」「町の人たちが暴力団関係者だと確信しなくなった」と話した。その三ヵ月後には、睡眠薬の内服は中止し、安定した生活を行っている。

本事例の診断が統合失調症かどうかについては疑問もあろう。しかし、初診時点では多くの精神科医が統合失調症の診断を下し、抗精神病薬の服薬を勧めていた可能性がある。この患者は先述したように、対話を通じて安心感を獲得し、何を話してもよいという保証のもとで内的対話が活性化され、その過程で妄想を維持する必要がなくなり、自分が楽になるための治療方法をみずから選択することができた。本事例の治療経験は、初期介入時に統合失調症的な症状を呈した事例に対しても、ODによって無意味な薬物治療を回避し得る可能性を示唆している。

〈事例4〉初診時五〇歳、女性、統合失調症

初診より四年ほど前からインターネット上に自分の個人情報が公開されていると繰り返し考えるようになった。初診より二ヵ月前に、家族は本人の妄想的な発言と不穏さに耐えかねて別居し、単身生活となった。その後妄想的な思い込みが増悪し混乱状態となり、当院を紹介され受診、本人、家族、ファシリテーター二名（精神科医、看護師）で対話を開始した。本人に来院のニーズを尋ねると、「自分は病気ではない。通院は必要ない」と話した。家族はひどく疲労している印象だった。何を話してもいいことを保証しつつ対話を続け、次回の予約をとることができた。本人から「眠れないのはつらい」と訴えがあり、オランザピン二・五ミリグラムの内服も開始した。

三回目の対話で、本人は自分の情報がネット上で公開されている根拠を話し、家族はそれを否定して激しい議論となった。このためファシリテーター間でリフレクティングを行った。本人たちが語った言葉に対してのみ反応しながら、互いに互いの気持ちを大事にしていると感じるといった考えも話すと、家族は力が抜けたように穏やかな表情になった。最後に本人の発言を促すと、「私の病名は統合失調症ですか？」との問いかけがあった。

四回目の対話では、インターネットを見ると不安が強くなって混乱が強くなるためネットをできるだけ見ないようにしていると話していた。この時点では逸脱した考えが減少していた。眠気が強く仕事に行けないという本人の訴えを受けてオランザピンを中止し、長期に休職していた職場に復帰した。断薬についても家族間での強い議論が起こったが、それでも対話を続けていく中で、本人は「対話の意味がわかった」と語り、感謝の言葉を口にした。それ以降は家族間の議論がなくなって対話が進むようになり、「対話を知って生きやすくなった」と語った。現在も安定した状態が続いている。

本事例では、事態がこじれかけた場面でのリフレクティングの有効性がうかがえる。適切なタイミングでリフレクティングを行うことで、家族間での内的対話が起こり、内省が促進された。家族間の対話がないことが症状の増悪につながっているとの認識から、双方が対話する努力を続けることで、病状は安定し職場復帰も果たすことが可能となった。対話による患者のネットワークの修復が、症状の改善に大きく寄与した事例と言えるであろう。

〈事例5〉 三八歳、**女性、統合失調症**

患者は幻聴、思考障害、支離滅裂などの症状で発症し、一三年間で一四回の精神科入院歴がある。不安定になるたびに母親が手配して入院することを繰り返していた。初診より二年前に過干渉気味の母親と世帯分離し、生活保護を受けながらアパートで単身生活していた。一四回目の退院時に、訪問診療を主体とする当院への転医を希望したため、ODの形式で訪問を開始した。

ファシリテーターは訪問看護ステーションの作業療法士、看護師に医師を加えた三名、ここに本人と母親を加えた五名で対話を開始した。初回の対話で本人は「なんだか疲れました」と訴えたが、次回からも同じ形式で継続することには同意した。その後は週に一回のペースで対話を行った。

対話を続ける中で、本人から「自立したい」との訴えがあった。母親も同意したため、今後は本人の自立のイメージを尊重する形で支援を継続することが確認された。その後本人より、「母親が干渉し過ぎる。もう母親と縁を切ることにした」と連絡があった。母親もスタッフに任せてしばらくかかわらないことに同意した。その後は現在まで、一定の距離をおいた生活を続けられている。

訪問看護ステーションには以前から頻回に電話相談があったが、その頻度は減少傾向にある。

幻聴等の症状があまりにもひどかったり、感情コントロールが困難である場合などは、臨時の訪問ミーティングを実施し、ゆっくり話を傾聴することで、落ち着きを取り戻すこともあった。

現在は訪問看護週二〜三回、うちミーティング週一回、作業所に通所しながら単身生活を続けている。回を重ねたミーティングで、本人が「入院しないで夏を迎えられたのは一〇年ぶりかな。このまま乗り越えられそうな気がしてきた、嬉しい」と語っていた。

本事例の経過はきわめて長期間に及ぶ。しかし、治療チームは患者がもともと持っていた「自立」への希望に添う形で家族関係に介入し、症状の軽減と生活の安定化に寄与し得た。一方的な専門家の指導ではなく、折に触れて本人や家族の意向を確認しつつ丁寧に自立を促したことで成果を上げた事例と考えることができる。

理論的背景

日本においてODの本格的な導入はようやく端緒についたばかりであり、セラピストの資格を有する日本人治療者はごく少ない。ただ、ODはあくまでも対話の思想であり、無資格での実践を禁じられた「技法」ではない。セイックラらはそれぞれの社会文化的背景に合わせた応用をむしろ推奨しており、筆者らの試みについても好意的に評価している（私信）。ただ、正規のトレーニングコースを経ていない筆者らの実践は、さしあたり「オープンダイアローグ的対話」と呼ばれるほかはないであろう。

本章で示した五つの事例報告は、そうした筆者らの見よう見まねの実践であっても、伝統的な治療以上に有効であり患者側の満足度も高いという可能性を示唆している。なぜ「開かれた対話」が、これほど治療的な意味を持ち得るのだろうか。以下、その理論的な背景について簡単にまとめる。

ODの発想は、思想的には社会構成主義やポストモダン思想、治療理論としてはシステム論的家族療法やナラティブセラピー、リフレクティング・プロセスといった複数の技法との関連があるとされている。とりわけ重要とされる二つの理論的支柱が、グレゴリー・ベイトソンの「ダブルバインド理論」と、ミハイル・バフチンの「詩学」である。前者はODのシステム論的なバックボーンをなしており、後者は対話そのものの治療的意義を基礎づけている。端的に言えば、病理生成的な「モノローグ」(独り言)に健康生成的な「ダイアローグ」の健康さが対比されるのである。統合失調症の患者は、しばしば病的なモノローグに自閉しようとするが、ODによる介入は、それをダイアローグに開くように作用すると考えられている。筆者の視点を追加するなら、事例4や事例5に顕著であるように、患者と家族間の不毛な相互批判や議論は、モノローグの強化にしかならないことが多い。それゆえ治療チームの介入によって、議論を対話(ダイアローグ)へと導くことの意義は大きいのである。

もちろん、ただ集まって話すだけではダイアローグは成立しない。問いかける以前に重要なことは、可能な限り当事者や関係者が安心して対話に参加できる条件を整えることである。先述した「不確実性への耐性」と呼ばれる条件で、ODにおける重要な原則のひとつである。ここで確保される「安心」や「安全保障感」は、それ自体が治療的意義を持つ。すべての事例に共通することは、初回の対話で一定の安心感や信頼感が醸成され、それだけで症状が改善したり、治療関係が強化されている点である。

ついで重要なことは、症状の「言語化」と「共有」である。いずれも精神療法における重要な治療の契機である。統合失調症の発症初期において、患者は自らの耐えがたい体験を語るための言葉を奪われている。このときODが目指すのは、対話によって新しい現実を作り出すことである。具体的には、対話の中で新たな言葉を生み出し、象徴的コミュニケーションを確立することである。

そうすることで、患者は健康なアイデンティティと物語を取り戻し、社会とのつながりが回復する。この考え方は、現実が言語やコミュニケーションによって構成されているとみなす社会構成主義に基づいている。ODの空間では、「複数の主体」の「複数の声」がポリフォニー[*2]を形成することが重視され、このポリフォニー自体が治療の資源になるとされている。

それゆえ対話の目的は、単純な合意や結論に至ることではない。安全な雰囲気の中で、メンバー相互の異なった視点が接続され、体験が共有されることが重要となる。合意や結論は、いわばその過程の〝副産物〟であり、症状の改善もまた、同様の位置づけとなる。

おわりに

オープンダイアローグには、現代の精神医療のあり方に大きなパラダイムシフトを迫る思想的・臨床的な可能性がある。それはポストモダンの思想に依拠した「人間」と「主体」の復権である。この手法／システム／思想は、わが国の精神医療が地域移行を進めていくうえでも、有力な支柱のひとつとなり得るであろう。

本研究は、JSPS科研費（16H03091）の助成を受けた。

7 アウトリーチとオープンダイアローグ

はじめに

厚生労働省は、統合失調症などで精神科に長期入院する患者を二〇二〇年度末までに全国で最大三万九〇〇〇人減らす目標を決めた。知られるとおり、日本の精神科入院患者数は国際的にもきわめて高水準であり、一年以上の長期入院だけでも一八万五〇〇〇人に上る（二〇一四年時点）。少人数で生活するグループホームなどを整備し、地域社会で暮らせる人を増やす方針であるという。

厚労省は過去にも社会的入院患者を中心とした大幅な病床の削減を推進しようとしてきたが、精神科病院協会の強い抵抗もあって、病床数は横ばい状態が続いている。今回の削減目標はかなり現実的な数値に思われるが、三二万床という全体の規模を考えると、入院中の死亡による「自然減」を超えられるのだろうかという疑問もある。

さて、厚労省の発表には「グループホームなど」とあるが、地域移行を強力に推進するうえで不可欠なのは、ＡＣＴ（Assertive Community Treatment：包括型地域生活支援プログラム）のような、アウトリーチを主体としたサービスであろう。「ノーマライゼーション」と「リカバリー」の発想に基づき、精神障害を持ちながらも、それと共存し、患者と変わりない日常生活を享受するためのサービスは、すでに全国二〇ヵ所以上で展開されている。

ACTについては、ここでは詳しくは立ち入らない。筆者が注目しているのは、ACTとフィンランド発の精神病急性期への介入技法／システムであるオープンダイアローグとの関連である。具体的には、これまでACTに深くかかわってきた数名の精神科医が、オープンダイアローグへの強い関心を示しており、すでにこの手法にヒントを得た訪問支援を試みている医師もいる[*1]。ACTもオープンダイアローグも、その主軸はアウトリーチ活動にあり、この点に関しては親和性が高いと考えられる。

しかし基本的な発想の部分で異質な要素もあり、その点について、当面は試行錯誤が続くであろう。本論では、今後のアウトリーチ活動において、オープンダイアローグ（以下、OD）がどのようなヒントをもたらしうるか、この点について検討を加えたい。

オープンダイアローグとニーズ適合型治療

ODは単なる手法の名前ではなく、対話を取り入れた治療システム全体を指す言葉であり、日常生活における対話のあり方に関する思想でもある。

ODでは、患者や家族からの依頼を受けてすぐ看護師、心理士、精神科医、PSWなどからなる専門家チームが結成され、患者の自宅を訪問する。患者や家族、そのほか関係者が車座になって、家族療法などの技法を応用した「開かれた対話」を行うためである。

おそらくODについての一般的イメージは、以下のようなものであろう。すなわち、フィンランド発、薬や入院をあまり使わない、チーム治療、アウトリーチなどの組み合わせである。しかし実際には、OD

はアウトリーチのみならず、外来のオフィスや入院病棟の一室で行われることもある。

実はODにおけるアウトリーチ活動は、それ以前にフィンランドですでに広がっていた「ニーズ適合型治療 Need Adapted Treatment」のやり方を受け継いだものである。ODに比べて比較的紹介されることが少ないニーズ適合型治療について、以下簡単に解説を試みたい。

この治療は、トゥルク大学の精神科医、アラネン（Alanen YO）の試みから生まれたものである。家族療法のトレーニングを受けていたアラネンは、入退院を繰り返す統合失調症患者に、家族との合同セッションを提案した。本人もそれを希望したため、週に一度のセッションを一八ヵ月間行ったところ、症状も改善して就労できた。この手法を発展させたものがニーズ適合型治療である。このやり方はフィンランドの精神医療改革の国家プロジェクトとして各地に広まり、先述したとおり、ODもこのプロジェクトから生まれた［＊2］［＊3］［＊4］。このアプローチの特徴は、次の五つとされている［＊5］。

①柔軟性と個別性を重視すること
②診察や治療は精神療法的な態度で行うこと
③異なる治療アプローチは相補的であること
④治療は継続的な質を確保・維持すること
⑤個人の患者と治療の有効性の追跡調査もまた重要であること

とりわけ①の項目は、アウトリーチ活動にとってきわめて重要である。ニーズ適合型治療は、当初「ニーズ特定型治療」と呼ばれていた。それが「適合型」に変更されたのは、治療の過程において患者のニーズも変化するからである。ニーズの特定という考え方には、症状や診断をまず固定してしまうような還元主義的な発想が根底にある。しかし実際には、治療の過程において、症状もニーズも、診断すらも変化する。このとき望ましい姿勢は、患者や家族のニーズを絞り込んで特定することではなく、流動的に変化するニーズに対して治療方針を適合させていくことである。

「柔軟性と個別性の重視」は、当たり前のようで必ずしもそうではない。この発想を徹底するなら、場合によっては治療目標という発想そのものを捨てなければならないからである。こちらが変わる以上に相手の変化を求める発想は、しばしば治療目標への固執や、暴力的介入も辞さない姿勢に結びつく。非同意入院を目的とした往診や、拉致監禁まがいの手法を辞さないひきこもり支援団体の活動などがその典型である。

アウトリーチの手法を検討する際には、その有効性以上に倫理性に配慮する必要がある。倫理性とはこの場合、対象者の人権や主体性はもちろんのこと、その尊厳を徹底して尊重する、という姿勢を指している。支援対象者をおとしめないのは当然として、その拒否権を尊重する姿勢が求められる。

これはアウトリーチを拒否する対象には訪問をすべきではない、という意味ではない。状況によっては拒絶されていても訪問せざるをえない場合はありうるし、それは十分に可能である。ただし当事者が同意していない場合には、できるだけ時間をかけて、丁寧に関係を紡いでいく必要がある。それは、たとえば次のような姿勢である。

「餌づけではなく『人づけ』、つまり主に『人間の中にはそれほど有害でなく強引でもなく限度内であなたの役に立とうとしている者がある』ことを強制性なしに伝達」することが大切なのである［*6］。

筆者の考えでは、自分がしていることの正しさを疑えない人は、およそ訪問支援には向いていない。

「正しさ」の侵襲性、「正義」の外傷性を忘れた支援は、しばしば暴力的なものとなりうる。その意味では、元当事者が支援者向きとも限らない。「人は自分が抜け出したばかりのあやまちに最も厳しい」（ゲーテ）からである。他者の私的領域に侵入することへのためらいと恥じらい、他者への畏れと自らの行為に対する懐疑を常に忘れないことは、いかなる知識や資格にも増して、訪問支援者の資質として重要であると筆者は考えている。

なぜ急性期なのか

ODは、先述したニーズ適合型治療のいわば発展形なので、この原則はほぼそのままの形（七原則）で受け継がれている。本稿ではODの技法としての側面に注目し、ACTなどのアウトリーチ型支援においても応用可能と思われる方法について解説を試みたい。

ACTとODには共通点も少なくないが、基本的発想において異なる点もある。ACTの対象者は、うつ病や統合失調症などの精神障害に罹患し、治療によっても十分に改善できない慢性患者が中心である。スタッフは彼らの生活に積極的にかかわり、治療から日常生活の細部に至るまで、まさに包括的な支援活動を行う。

伊藤によればACTの根底には「リカバリー」や「ストレス脆弱性モデル」といった発想がある[＊7]。リカバリーは精神障害の治療というより、精神障害とともに生きることへの支援という意味合いが強い言葉である。またストレス脆弱性モデルに立脚するということは、脆弱性をカバーするための服薬管理という意義も含まれる。

しかしODは、それを直接的な目標としないまでも、明確に治療としての側面を持っている。つまり、アウトカムとして症状の改善を期待されている。慢性期の患者にも適用されるが、本来は急性期の精神病に対する介入技法として発展してきた経緯がある。このためもあって、「再発予防のための服薬管理」という発想はそれほど重要ではない。むしろ基本となるのは、初期対応で一気に寛解に持ち込み、もし再発した場合はすぐに治療ミーティングを再開すればよいという考え方である。ただしODは、対話主義、すなわち「対話によって精神病は改善・寛解しうる」という発想に基づいており、この発想が十分に共有されていない現状では、さしあたりACTの現実性を補完するという位置づけになるだろう。

以下、ODのアイディアに基づき、ACTに限らずアウトリーチ全般に応用が効くであろう要素について述べてみる。なお、筆者の考えではODの本質のひとつに「対話主義」があるのだが、紙幅の関係で詳述しない。本論では対話主義を可能にする形式的・構造的な要素について述べることとする。

ODへの懸念として、急性期の精神病患者に対話によって治療的介入が可能なのか、というものがある。第一に、精神運動興奮状態で支離滅裂な発話をしている患者と対話が成立するのかという懸念、第二に、患者による暴言や暴力への対応はどうするのかという懸念が予想される。

この点についてはケロプダス病院の看護師の発言を引用しておこう。彼女によれば「急性期には窓が開いている」のである。これはさまざまな解釈が可能だが、筆者は「急性期の患者や家族において支援ニーズが最も高い」と理解している。筆者自身の限られた経験からも、急性期のアウトリーチほど、一気に患者やその家族と緊密な治療関係を作り上げることが容易であるように思われる。その意味でODは、急性期に対しても実施できるというより、急性期だからこそ介入が容易になると考えられる。

懸念の第一である対話可能性については、セイックラの事例報告が参考になる。統合失調症によるとおぼしい男性事例とその妻を訪問した際、最初は話がまとまらず対話が成立しなかった。しかし看護師が男性の妻に「何が心配か」と問うたところ、その問いに男性自身が答え、そこから対話が可能になったという。このエピソードからわれわれが懸念すべきなのは、拙速に「支離滅裂」「了解不能」といった判断を下すことで、対話の可能性が封じられてしまう可能性である。急性期の混乱状態でも対話は十分に可能であり、対話が可能になれば精神運動興奮状態は急速に軽減されることもある。

懸念の第二である暴力や暴言については、治療チームで訪問することそれ自体が暴力に対する抑止効果を持ちうる。最初は、入院や拘束といった強制的な処遇を警戒して身構えている患者も、チームのメンバーの総意として「貴方の話を聞かせてほしい」ということを丁寧に伝えれば、意外なほどスムーズに信頼関係を築くことができる。しばしば誤解されているが、暴力は統合失調症の症状ではない。それは窮地に陥ったと自覚した人間がとるコーピングスタイルのひとつであって、それ自体は自然な反応である。対話の姿勢は、そうした警戒を解除するうえできわめて有効である。

治療チームとリフレクティング

次に、チームで対話することの意義について考えてみたい。

治療チームの優れている点は、個人精神療法のさまざまな弊害を予防しやすくなる点である。個人精神療法は、その構造的必然として権力関係になりやすい。患者vs治療者という非対称性を乗り越えるのは、わかっていても容易なことではない。また二者関係は容易に密室化するため、転移感情が生じやすく、またこじれやすい。

治療チームでミーティングをする場合、以上の問題点は容易に解消できる。まず密室化が起こらない。またチーム内部ではヒエラルヒーが存在せず、治療者と患者という区分はあっても上下関係ではないことが前提となるので、相互チェックによって一方的な権力関係は抑止できる。たとえば医師が問題のある発言や態度をとれば、その場で看護師や患者側から批判されることになる。つまりODは、「治療的民主主義」が自然に機能する場になっており、患者の尊厳を尊重することが、そのまま治療成果に結びつきやすい構造になっているのである。

また、チーム治療において転移、逆転移が問題になることはほとんどない。筆者は転移感情を治療の必要条件と考えておらず、むしろ「生じないに越したことはない」感情と理解している。少なくとも、転移を警戒せずにすむことが、一部の治療者を著しく「解放」することは確実である。治療者は、もはや転移を警戒して、感情的な中立性などに固執する必要はなくなる。チーム治療の中では、まず治療者の感情と表情が解放され、患者と感情を同期させることが容易になる。こうした同期は対話を促進するため、重要な治療的契機となり得るのである。

ODの原則のひとつに、「重要な決定はすべて患者同席のもとで行う」というものがある。それゆえODでは、事前のスタッフミーティングも、ケースカンファレンスも必要とされない。治療ミーティングには、「患者が同席するケースカンファレンス」という意味もある。この原則はアウトリーチに限らず、治療全体に適用されるべきであると筆者は考えている。

ODの治療ミーティングでは、家族療法由来のリフレクティングという技法が活用されている。これは一九八〇年代に家族療法家のトム・アンデルセンによって開発された技法である。詳しい経緯は省略するが、要するに患者や家族の前で、専門家がミーティングを開き、カンファレンスをやってみせ、その感想を家族に尋ねるのである。原法では家族の話し合いを治療チームが聞く側に回り、次は治療チームが感想を語り、それを聞いた家族が再び話し合い……という作業（リフレクション）を繰り返すが、ODではせいぜい一往復程度である。

リフレクティングそのものは実績のある治療としてすでに評価は定まっており、応用の現場も広がっている。以下、ODにおけるその意義について検討してみたい。

第一に、治療方針を開示し、それについて議論を深めるという意味がある。ODにおいては、診断も評価も治療方針も患者の前で率直に開示し、ときには治療者間で異論をぶつけあう。このやりとりを、患者も家族もきわめて熱心に聴取してくれる。自分の問題について治療者同士が熱心に語り合っている姿を見て、治療者への信頼感が高まることも多い。

第二に、患者の意思決定を支援するという意義がある。入院や薬物治療などの決定は、面と向かっての説得では拒否される可能性が高い。直接説得するのではなく、目の前でその必要性を議論するほうが、適切な意思決定がなされやすくなるのである。なぜそうなるかについてはさまざまな議論があるが、ひとつ言えることは、リフレクティングのほうが、患者にとって意思決定に参加しているという実感を持ちやすくなるという事実である。専門家のご託宣として治療方針を選ばせられるのではなく、専門家同士のやりとりを俯瞰する立場に立つことで、そこに意思決定のための余白が生まれる。この余白において、自発性を伴った意思決定がなされることが重要なのである。

おわりに

アウトリーチ、とりわけACTの活動と親和性が高いと考えられるオープンダイアローグの手法について、特に治療チームとリフレクティングに焦点を当てて述べてきた。今後地域移行が進むにつれて、ACTに限らずアウトリーチ型支援の重要性は高まることが予想される。その際、技法というよりは、ひとつの態度としてオープンダイアローグの考え方を理解しておくことは、患者の尊厳に配慮した質の高い支援を行ううえでも不可欠であると考えられる。

8

〝コミュ障〟は存在しない
開かれた対話と「コミュニケーション」

コミュ力偏重の時代

〝コミュ障〟は、若い世代を中心に日常的に用いられている言葉である。彼らのコミュニケーション偏重ぶりを如実に示す言葉だが、その内実はきわめて曖昧だ。

スクールカーストを決定づける「コミュ力」に関して、鈴木翔は興味深い結果を報告している[＊1]。コミュ力の判定において「共感力」は問題にならないというのだ。これを知ったとき、さまざまなことが腑に落ちた。

私はかねてから、コミュ力とはすなわち、空気が読める・笑いが取れる・人がいじれる、という三大能力を指す言葉であると指摘してきた。いずれも「お笑い芸人」のスキルだが、いまや高いコミュ力を誇る芸人は若者のロールモデルだ。その当否はともかくとして、結果的に「コミュ力」が「コミュニケーション・スキル」とはいささかずれた判定基準のもとで扱われる能力になってしまっていることは否定できない。

今さら言うまでもないことだが、現代はコミュ力偏重の時代である。たとえば企業が新卒の学生に求めるのは、いまや学歴や成績といった、客観的能力ばかりではない。意欲やコミュニケーション能力、独創性といった、いわば総合的な「人間力」が求められるのだ。こうした「超業績主義」を指して、教育学者の本田由紀は「ハイパーメリトクラシー Hypermeritcracy」と呼んだ。成績のみ重視の偏差値至上主義は、これまでさんざん叩かれてきたが、この風潮は個人の能力を偏差値よりはずっと総合的に理解することを目的としている。だとすれば、これまで以上にフェアな判断基準といえるのだろうか？

実際に起きたことは真逆だった。誤解を恐れずに言えば、総合評価とは名ばかりで、この風潮こそが若者層までも巻き込んだ、コミュ力偏重主義をもたらしたとも考えられる。短期間で効率よく対人評価を進める過程にあっては、コミュ力強者が最も有利であることは想像に難くないからだ。

こうしたコミュ力偏重はいまや社会全体を覆っているが、若い世代におけるそうした風潮は、たとえば彼らが用いるスラングなどにもあらわれている。かつての流行語である「KY」（空気が読めない人）をはじめ、「ぼっち」（一人ぼっち）、「便所飯」（一人で食事をする姿を見られたくないためトイレの個室で弁当などを食べる行為）などが知られている。

こうした風潮のもと、「コミュ力に問題がある」と思われた人に対しては、しばしば「コミュ障」「アスペ」などのレッテルが貼られがちだ。この傾向は、現代の日本に〝発達障害バブル〟をもたらした最大の要因の一つと考えられる。それゆえ私見では「なぜ日本だけで発達障害が増えたのか」を考えるより、「なぜ日本ではコミュ力の問題が過大評価されるのか」について考えるほうが有意義であろう。この風潮は専門家まで巻き込んで、一部で過剰診断の弊害をもたらしていることを付記しておく。誤解なきよう述べておくが、これは発達障害概念そのものの批判ではなく、きわめて重要な概念であるがゆえに濫用をつつしむべき、という意味である。

先の調査で鈴木[＊1]が指摘しているように、中学・高校における「スクールカースト」(教室内身分制)の序列決定においても、コミュ力が最も重視されるといわれている。これは、現代の中学・高校生たちが対人評価をする際、その基準がほぼコミュ力に一元化されていると考えるならわかりやすい。こうした空間で「コミュニケーション弱者」であること、あるいはそのようにみなされることは、多くの場合、その後の当事者の人生においても決定的なハンデであるかのように意識されがちである。

承認依存の問題

こうした「コミュ力偏重」と表裏一体の〝問題〟が「承認依存」である。

コミュ力偏重と同様に、これも若者特有の問題とは言えない。しかし、とりわけ若い世代で問題となりやすいのも事実である。承認依存とは、現代の若者がみずからの「実存」を支える最大にして唯一のリソースとして「他者からの承認」に依存しがちな傾向を指している。

私自身を含む、かつての若者の「実存」を支えるリソースには、みずからの家柄や社会的地位、思想信条、信仰、あるいはみずからの才能や経験、能力などが含まれていた。つまり、実存の支えとしての客観的な指標があった。しかし現代の若者にあっては、そうした指標の価値は下落傾向にある。その結果、どれほど高い能力をもっていても、それを承認する他者が介在しなければ、まるで無価値であるかのように扱われることになる。

決しておおげさではなしに、いまや承認の危機は実存の危機であり、死活問題でもある。ひきこもりや、いわゆる現代型うつなどの問題も、自己承認のリソースとして、他者からの承認をうまく用いられないことと結びついている。

なかでも深刻なのはいわゆる「就活自殺」で、この問題にも、承認をめぐる問題が複雑にかかわっている。選ばなければ職はある現状で、なぜ若者は就職に失敗したぐらいで死を選ぶのか。端的に言えば、その失敗が彼らにとっては承認の喪失を意味するからであろう。それは志望先の企業から承認されないことばかりではなく、仲間からの承認を失う（と思い込む）ことを意味するからだ。

ＳＮＳと承認問題

ここまで述べてきた「コミュ力偏重」や「承認依存」の傾向を加速し、定着させた最大の要因が、コミュニケーション環境の変化である。

とりわけ一九九五年以降に急速に進んだ商用インターネットと携帯電話の普及は、コミュニケーションのインフラを大きく変えた。この時点で、われわれのコミュニケーション環境は、空前にしておそらく絶後の劇的な変化を遂げたのである。

インフラのみならず、インターネット上では、ＳＮＳと呼ばれるサービスが広く利用されている。これはFacebookやTwitterといった、ネットワーク・コミュニティ型のコミュニケーション・サービスだ。ブログのように完全に開放型の発信ではなく、なんらかの「つながり」を共有する仮想コミュニティを基盤として「やりとり」を促すサービス。

因果関係にまでは踏み込めないが、おそらくＳＮＳサービスの現状と、先述した承認依存の風潮とは相互に補強し合う関係を構成している。

ＳＮＳの特殊な機能は、テキストのやりとりは抜きで「承認」のメッセージを送信できることだ。真っ先に思い浮かぶのは、FacebookやTwitterの「いいね！」ボタンだろう。これは承認の度合いを可視化・数量化するための仕組みと考えて間違いない。

「Twitter」が典型だが、「いいね！」の数やフォロワー数は、そのすべてが肯定的評価を意味するわけではない。批判のためにフォローするといったマイナス評価も含まれているのだが、表面的には判断のしようがない。その結果、発信者は、そのすべてが自分に対する承認の規模であると錯覚することになる。このようにSNS上で可視化された承認の大きさを、仮に「承認量」と呼ぼう。

私自身の経験から言っても、大きな承認量を獲得すると、強烈な満足感が得られる。問題は、それが必ず一過性であることだ。知られるとおり一過性の強力な満足感は、薬物から自傷行為に至るまで、容易に依存症を誘発する。それゆえ私が「承認依存」と呼ぶのは単なる比喩ではない。承認に対して、まさに嗜癖的な依存が生じた状態を意味している。

二〇一三年、「Twitter」上にみずからの愚行をあげる「バカッター」と呼ばれる行為が流行語になった。バイト先の冷蔵庫に入り込んでおどけた写真を撮り、内輪ウケ狙いで「Twitter」にアップしてみたら、内輪どころか全世界に拡散されて炎上、個人が特定されるという事案が何件か立て続けに起こった。SNSに馴染みのない人にとっては不可解な自滅行為にしか見えなかっただろう。しかし、当事者にとって「仲間うちでウケる、笑いを取る」ことそのものが承認を意味することを踏まえるなら、まったく理解不能な行為ではない。愚行の写真がリツイートされる回数自体が、彼らにとっての承認量を意味するのだから。つまり「バカッター」とは、承認依存が暴走した結果として起きた現象であるとも解釈できるのだ。

キャラが抑止するもの

これまで述べてきた二つの主要な論点、すなわち「コミュニケーション偏重主義」と「承認依存」には、第三の媒介項として「キャラ」の概念がきわめて重要である。本題と直接の関連性は低いため、詳述はしない。詳しくは拙著[*2]などを参照されたい。

若者のコミュニケーションと「キャラ」は、密接な関係にある。教室には生徒の人数分だけの「キャラ」が存在し、それらは微妙に差異化されながら、「キャラがかぶらないように」調整がなされている。「キャラ」とは、コミュニケーションの円滑化のために集団内で自動的に割り振られる仮想人格のことだ。「いじられキャラ」「おたくキャラ」「天然キャラ」など、必ずしも本人の自己認識とは一致しない場合もある。

本論のテーマにおいて重要なことは、第一に、これまで述べてきた「承認」が、実は「キャラとしての承認」を意味する点だ。言い換えるなら、その個人がもつ能力が、あてがわれたキャラに似つかわしくない場合、高い能力も承認されない場合がありうるということだ。もう一点、キャラのメリットとして、コミュニケーションの円滑化があげられる。若い世代のコミュニケーションは、しばしば「キャラの相互確認」に終始する。つまり、「お前こういうキャラだろ」というメッセージを再帰的に確認し合う「毛づくろい」的なやりとりである。情報量は少ないが、親密さを育み承認を交換する機会としては、最も重要なコミュニケーションでもある。ただし、この種のコミュニケーションに適応しすぎると、キャラの変化を忌避する傾向につながる恐れがある。それは時として成長や成熟の抑制につながってしまうこともある。

承認依存型コミュニケーションの問題点

いままさに存在するコミュニケーションのありようを批判しても仕方がない。ただ、このタイプのコミュニケーションには、従来とは異なった特徴、あえて言えば問題があると私は考えている。以下にそれについて述べてみよう。

ＳＮＳが典型であるが、承認量を可視化すると、そこからは「関係性」がすっぽりと抜け落ちてしまう。つまり、承認を与えてくれる相手がリアルな友人でも匿名の相手でも同様に数量化されてしまうという問題が生じてくる。もちろん若者たちはＳＮＳに限定されない複数のコミュニケーション・チャンネル（もしくはレイヤー）を使い分けているので、どのチャンネルでもそうした問題が生じてくるわけではない。しかし、もし承認依存を最も象徴的に具現化したものがＳＮＳという場所であるなら、そこに現れている傾向は、多かれ少なかれ若者のコミュニケーションの特徴／問題に一致すると考えてよいはずだ。

これについても詳述する余裕はないので、箇条書き的に列挙してみる。

◎「関係性」よりも「つながり」重視の傾向。必ずしも頻繁に会ったり連絡を取ったりしなくても維持される関係性よりも、ＬＩＮＥなどを介してほとんど常時親密さを確認し合うつながりを重視するという意味である。

◎承認の質よりも承認の数を重視する傾向。

◎ＬＩＮＥを含むネット上のやりとりが、対面しての「対話」と同等かそれ以上の価値をもつ。

◎ネット上の関係性は自律しておらず、リアルな人間関係の直接的な反映になりやすい。ネットいじめなどはその典型である。

◎「キャラ」は、どのコミュニケーション・チャンネルにおいても同一性が保たれる。言い換えるなら、リアルではカースト下位の個人が、ネット上では人気キャラといった現象は、ありうるとしてもきわめて稀である。

◎キャラがコミュニケーションの基盤であるため、「想定外」や「本質的変化」を忌避する傾向が強い。「キャラいじり」は、やりとりを想定内におさめつつも「笑い」によって新奇性を擬装するための様式である。

◎政治などのシリアスな話題、家族や病気に関する過剰な自己開示、といった〝暗い〟話題は忌避される傾向がある。

◎以上に限らず、やりとりの円滑性を疎外する個人や発言は、シンプルに「悪」とみなされコミュニケーション・サークルから排除される。

こうした特性が事実存在するとして、それがどの程度問題であるのかはまだわからない。ただ、〝コミュ障〟といったレッテルが生じてくるのは、おおむね以上のような傾向をもつコミュニケーション空間であることを前提として理解しておこう。

オープンダイアローグとは

いささか唐突ながら、私は現在、対話による精神病への介入方法としての「オープンダイアローグ」（開かれた対話、以下OD）に強い関心をもち、その啓発活動を続けている。私はODが、先に述べてきた「コミュ力」とは正反対の特性をもっていると考えている。ODは決して治療技法にとどまるものではなく、むしろ対話についての思想として受容されてきた経緯がある。それゆえODに照らしつつ、望ましいコミュニケーションのありようを考えることには意味があるといえよう。

まずはごく簡単にODの紹介をしておこう。

ODは、フィンランド・西ラップランド地方のトルニオ市にあるケロプダス病院のスタッフを中心に、一九八〇年代から開発と実践が続けられてきた。急性期の精神病患者に対する治療的介入として、薬物治療や入院治療を最小限度にとどめつつ、きわめて良好な治療成績をあげてきたとされている。

私が本論で注目したいのは、ODにおける治療ミーティングのあり方である。ODにおける「二四時間以内の治療チームによるアウトリーチ」は、重要かつ望ましい原則ではあるが、必須の要素ではない。実際に、ODを病棟や外来で行うことも多い。

このほかにも治療の七原則や一二項目などがあるが、詳細を紹介する余裕はないので、本論では治療ミーティングにおける対話原則に集中して述べる。なお以下の記述は基本的に、ODの理論的主導者であるヤーコ・セイックラの論文と著書に依拠している。

ODの重要な原則の一つに「心理的継続性」がある。これは要するに、同じチームメンバーがあまり間を空けずに継続的にミーティングを開く、というほどの意味である。こうしたかかわりは、患者の状態が急性期から抜け出し症状が改善するまで、家族に対しても続けられる。ちなみに急性期の場合、こうしたかかわりに要する期間は最長でも一〇～一二日間ほどである由。

この原則には、明示されてはいないものの、いくつかの重要な要素がある。その一つが「現前性」である。治療チームのメンバーは、なによりも「その場にいる」ことが重要である。なぜか。言葉のみならず、患者の身体にも同調（チューン・イン）する必要があるからだ。ODで言う「対話」とは、まず第一に「声」を響かせることであり、感情を通じて身体をその場に同調させることである。つまり、スカイプなどで参加しても治療的な意味はないということになる。それゆえ、ここで言う「心理的継続性」は、「現前性の連続」と言い換えてもよい。

その場にいあわせ、「いまここ」に集中しつつ、多様な声を響かせること。それは何のためか。セイックラによれば、それはいまだ語られたことのない経験に言葉を与えること、すなわち言語化のためである。抑圧された体験の言語化が除反応（症状の消失）をもたらすことを見出して精神分析を発明したのはフロイトだが、この言語化による治療機序は、いまもなお精神療法の根幹をなしている。ODは分析的な手続きによることなしに、身体言語を巻き込んだ対話の過程の中でそれが可能になることを見出した。

そればかりではない。ODによる治療にはもう一つのステップがある。それは感情や体験の「共有」である。先に述べた言語化は、こうした共有の準備段階としてなされているようなところもある。私自身が治療の中で経験しつつあることだが、幻覚や妄想ですらも、深く共有されることで改善し、あるいは消失しうる。それはすでに確認済みの臨床的事実である。問題はその理由で、セイックラ自身もこの点については まだ十分に理論化し得ていないように思われる。しかし確実に言いうることとしては、この共有に際してもまた、対話の場に声を響かせ、身体を同調させることが重要であるということだ。

ミーティングの原則としては、このほかに「傾聴」と「応答」がある。患者の話に耳を傾けるのは当然としても、傾聴一辺倒だけでは足りない。患者のすべての発話に対して応答を返すことが必須とされている。決して発話を孤立させないことで、安心できる雰囲気を醸成し、先述した言語化と体験の共有をさらに深めていくことが可能になるからだ。さらに言えば、ここには健全な「相互性」がある。この相互性ゆえに、治療的変化は患者のみならず、治療者の側にも及ぶのである。

対話はひとりでは測定できない

以上述べてきたことのほとんどが、承認依存型のコミュニケーションとは対極にあることは容易に理解されるであろう。

関係抜きに「承認量」をかき集めることを目指すやりとりは、ネット上のほうが効率はよい。しかし、そのやりとりが起こる場所は「いま」でも「ここ」でもない。疑似同期という言葉が象徴するように、ネット上では真の意味で「いま」を共有することはできない。「ここ」については言わずもがなである。

極論すれば、承認依存型のコミュニケーションは、テキストメッセージを主体とした単線的なデータの交換以上のものになりえない。しかし、セイックラの記述や私の治療体験から言いうることは、治療において重要なのは情報交換ではない。繰り返し強調してきたように、ODにおけるやりとりは、感情や身体性の同調を基盤として、濃密な「相互性」を実現するだろう。おそらくは、こうした相互性こそが、体験に新しい言葉をあてがい、その体験を全員で共有させてくれる当のものだ。現在の貧弱なＩＴ環境では、この過程を仮想空間内で再現することは不可能である。だからこそ「現前性」が問われるのだ。

かつてないほどコミュニケーションのインフラが発達し、個人の属性であるかのように「コミュ力」が問われている。しかし私は、もし仮に「コミュニケーション・スキル」なる概念がありうるとしても、その基盤は、まるごとの身体を用いた対話以外にはありえないと確信している。ならば〝コミュ障〟はありえても、「対話障害」はありえない。対話は高い相互性を要求する以上、個人単位で成立する能力として測定不可能であるからだ。この前提で考えるなら、単に現代のコミュニケーション環境の産物に過ぎない〝コミュ障〟は存在しないことになる。

聞く力でも雑談力でも共感力でもなく、対話の力を再評価すること。治療に限らず、教育や福祉の現場で、あるいはもちろん日常において、対話主義の導入がもたらすインパクトに私は密かに期待している。

9 「ほめる」こととリフレクティング

「ほめる」ことと「承認」

クライアントをほめること。おそらく多くの臨床家が日常的に行っているこの行為が、私にはことのほか難しい。クライアントに何かしらよい変化が起こったとき、嬉しい報告が聞けたときは、もちろんほめる。「それはよかったね」「素晴らしいね」と口にする。

ただし、ここで注意すべきなのは、こちらが喜びすぎないことだ。不登校児が登校を再開したとして、担当医がそれを喜びすぎたらどうなるか。ひきこもり青年が一年ぶりに散髪に行ったとして、そのことを絶賛したらどうなるか。容易に想像がつくように、彼らは失敗を恐れるようになる。再び学校を休んだら、またひきこもってしまったら、担当医はどんなにがっかりするだろうか、そのことで腹を立てはしないだろうか。そうした不安感や恐怖を呼び覚ましてしまう可能性があるのだ。思春期事例に限った話ではないが、「患者の行動に一喜一憂しすぎない」は、治療者のみならず、家族への要請でもある。

そもそも治療者や家族は、「ほめる」については最初から不利な立場にある。こうした立場からほめられても、当事者は「ほめられて当然」あるいは「まあ、あなたはほめるのが仕事だからね」と受けとることが多いからだ。治療者や家族がほめる場合、そこには一種の「下心」として「よくなってほしい」「このよい状態がずっと続いてほしい」という思いがある。当事者はそれがわかっているので、ほめられてもあまり喜ばないし、場合によっては怒り出すことすらある。それはそうだろう。「いい大人」が散髪に行ったぐらいで絶賛されたら、「馬鹿にするな」となるのは当然のことだ。

ほめられて嬉しいのは、「評価される喜び」のみならず、そこに「承認される喜び」があるからだ。ここで重要なのは、「承認の喜び」をもたらすのは「他者」である、という条件である。自己承認が可能であるとすれば、それはどこかで「他者の承認」を経ているからだ。精神分析的に言い換えるなら、まさにこの点において、承認と欲望はよく似ている。ヘーゲル‐ラカンの命題「欲望は他者の欲望である」は、「(自己)承認」は「他者の承認」である、と言い換えられるからだ。

ただちに疑問が投げかけられるだろう。治療者も家族も「他者」ではないか。なぜ彼らの承認＝ほめることは、受け容れられないのか、と。当然の疑問であるが、シンプルに答えよう。治療者や家族は十分に「他者」ではない。彼らは当事者にとって親密圏内の存在であり、利害関係を共有している。そうした立場は、いわば「他者性が低い」のである。

私は今、「他者性の度合い」という新奇な物差しを無造作に導入した。そう、他者性には度合いがある。私はこの度合いを、ひきこもり支援などに際してはことのほか重宝している。具体的に示してみよう。

ひきこもり当事者が社会参加を進めていく際に、「承認」はおおよそ次の段階で進んでいく。まず「職場や学校に受け容れられること」→「所属する場所で親密な仲間関係ができること」→「個人的な交流ができる友人関係が築かれること」→「恋人関係や結婚といった〝性的関係〟が成立すること」。

いささか図式的ではあるが、これはひきこもり当事者の社会参加の度合いの指標でもある。家族関係や治療関係はいわば社会参加の基盤であるため、このいずれの段階にも含まれない。経験的には「承認の価値」はこの順番で高まっていく。居場所からいきなり恋人まで飛躍する場合もあるが、それは例外的である。承認の価値を測る目安は、当事者の自信や自己価値感情、自己肯定感の高まりによって判定する。いずれも孤立状況では修復が著しく困難であるが、居場所ができて仲間ができることで飛躍的に改善が起こる。それゆえひきこもりの治療的支援は、基本的にはこの段階に沿ってなされるのである。

「ほめる」ことと希少性

話を「ほめる」に戻すなら、ほめられることの喜びの度合いも、基本的にはこの段階に沿って高められると考えられる。ここで予想される当然の疑問は、もし他者性と親密性が反比例するとしたら、仲間よりも親友や恋人の他者性が高いのはおかしい、というものだ。もっともな疑問だが、私は他者性の度合いは親密性では測れない、と考えている。他者性の基準は「希少性」である。希少性とは、需要に比して供給が著しく小さい状況、人間関係に置き換えるなら、切望されていながらも手に入りにくい関係性を意味する。家族や治療関係は、例外もあるにせよ「望めば（望まなくとも）手に入るもの」という位置づけになるので希少性がなく、それゆえ「ほめる」ことの価値も低くなる。つまり、「ほめる」ことの価値もまた、ほめてくれる可能性が低い人ほど高まるわけで、こちらも希少性によると考えられる。

このように考えるなら、家族や治療者がどのようにほめることが望ましいか、その答えもおのずから判明する。そう、「ほめる」行為の希少性を高めればいいのだ。いちばんわかりやすい例でいえば、ふだん、めったなことではほめなかった父親にほめられれば少し嬉しい、といった状況が考えられる。ただ、「めったにほめない父親」の存在は往々にして抑圧的であり、存在自体が治療上は好ましくない場合もありうる。治療に協力的であることが前提である場合の望ましいほめ方とは何だろうか。

私見では、当事者の状態をよく見ることで、当事者が家事をしてくれたりとか、普段あまりしない行動を家族のためにしてくれた場合に、それをほめながらお礼を言う、という状況が考えられる。また当事者が、それと口に出さないまでも一所懸命に頑張っているような場合に、そこをほめるというやり方もある。この場合の「希少性」はどこにあるだろう。まず、ほめられることを期待していない場面でほめられる、ということ。家族が自分の行動をしっかりと見ていてくれた、という点。そうした気づきがもたらす「快い意外性」が、治療的な意義をもつことは十分にありうるだろう。そう、この「意外性」こそが、すなわち「希少性」ということになる。

あるいは「希少性」は言い回しによって担保される場合もある。これは架空の例だが、当事者が社会や経済について関心が高く、ネットやニュースで得た知識を家族にとくとくと語るような場面（これ自体はよくある風景だ）で、親としてはつい「偉そうなご高説を垂れる前に働いてみては」と言いたくなるところを、「あなたはずいぶん経済に詳しいようだ。少しお金を預けるから、これで株をやってみてはどうか」と提案してみるような場面。本人もまさか自分の知識がそんなふうに評価されるとは想定外で、ここでも「快い意外性」が期待できる。こちらは治療者にも応用できるはずだ。

専門的には「リフレーミング」の技法がこれに近い。これは家族療法に由来する技法の一つで、認識する枠組み（フレーム）を変えることで、その経験に異なった意味を与えるものである。コップに水の喩えでいえば、「もう半分しか」という認識を「まだ半分も」と捉えなおしてもらうことがこれにあたる。ただ視点を変えるだけではなく、その変更に意外性があるほうが、治療としても有効でありうるだろう。

以上をまとめると、「ほめること」が治療上の意義をもちうるのは、そこに希少性がある場合に限られる。希少性を規定するのは、主として当事者との関係性であり、言われた言葉のもつ意外性である。そのいずれかまたは双方が条件にかなったとき、「ほめること」の価値は最大となり、ときに治療的な影響すらもちうるだろう。

リフレクティングという技法

「ほめること」については、まったく別の手法もある。「リフレクティング」である。これは家族療法家のトム・アンデルセンが開発した技法であり、これだけでもさまざまな場面での応用が可能なのである。

私は近年、フィンランドで生まれたオープンダイアローグ（OD）というケア技法（であり思想）の研修と実践、ならびに啓発活動を続けている。リフレクティングという技法とは、このオープンダイアローグを通じて出会った。そんな通りすがりのような出会いでも、そこには瞠目すべきインパクトがあった。繰り返すが、リフレクティングとは、ODの根幹をなす技法の一つである。患者や家族の訴えについて、彼らの目の前で専門家同士が意見交換をし、それに対して患者や家族が感想を述べる。この過程を繰り返すことがリフレクティング・プロセスと呼ばれる。

患者の話をひととおり聴取した後で、チームは患者とネットワークのメンバーに「これからわれわれだけでやりとりをしたいので、そこで聴いていていただけますか」と断って、チームのメンバー同士で対話を開始する。これはいってみれば、当事者の目の前でケースカンファレンスを行うようなものである。診断やアセスメント、治療方針や家族へのアドバイスなどは、原則としてリフレクティングの中で提案される（ただし、アドバイスだけのためにやってはいけない）。もちろん患者や家族が聞いているわけだから、あまり批判的なことを言うのはマナー違反である。彼らの治療協力に感謝しつつ、その苦労や努力を肯定的に評価することが望ましい。

治療チームによる会話が一段落したら、その内容について家族側の感想を訊ねる。こうしたリフレクティングのもつ意義は、ネットワークのメンバーの内的対話を活性化することにあるとされる。診断や治療方針についても、専門家が患者に一方的に押しつけるのではなく、目の前で専門家同士がやりとりする姿を観察しながら、患者が主体的に方針を選択することが容易になる。

リフレクティングにおいて治療者同士で対話した際、私がまず驚かされたのは、治療者が自身の感情や個人的な話題を開示するのが容易になること、また患者や家族への肯定的評価（つまり「ほめる」こと）がきわめて容易になること、そしてほめられた患者や家族に喜んでもらえることだった。そこにはほとんど「劇的」と呼びたくなるような変化があった。

リフレクティングにおいて「ほめる」場合に、治療者が注目すべき基本的なポイントはいくつかある。この場にいて（来て）くれたこと、治療チームの前で率直に自己開示してくれたこと、日々の生活の中で苦痛や葛藤を耐えていること、それを耐えるだけの健康度の高さがあること、家族間の相互の思いやり、などなど。

実際にやってみれば容易に理解できるが、これを患者と一対一でこなすのはきわめて難しい。せいぜい来院してくれたことまではほめることができたとしても、それ以外の点について「わざとらしさ」を感じさせぬようにほめることは、少なくとも私にとっては困難を極める。

間接性バイアス

これは治療関係に限らず、人間関係一般にあてはまる「現象」である。あなたは自分の家族でも友人でも部下でもいい、上手にほめる自信があるだろうか。ここで「上手に」とは、「相手が本当に喜ぶようなやり方で」という意味である。案外、難しいのではないだろうか。ならば、そこに第三者を介してみよう、家族に対して友人を、部下に対して家族を、ほめてみせること。こちらのほうがはるかに容易なのではないだろうか。

実はこれは、ほめられる側にとっても同じである。「あなたはずいぶん頑張ってるよねえ」と直接言われるよりも、「教授があなたを『あいつは最近、すごく頑張ってるな』とほめてたよ」と言われるほうが嬉しい。そうした心理に思いあたることはないだろうか。

これらの傾向は「ほめる」に限らず、「悪口」を含むさまざまな評価に該当するだろう。人は自分への評価に関しては、直接情報よりも間接情報のほうを信じやすい。この傾向に該当する認知バイアスが見あたらないため、仮に「間接性バイアス」とでも呼んでおこう。リフレクティング・プロセスの効果は、こうした「間接性バイアス」と浅からぬ関係にある。

ここで、あるひきこもり青年の事例を紹介しよう。彼は複数の医療機関で理不尽な処遇を受け、かなり辛辣に医療不信を口にしていた。彼によれば、医師や看護スタッフの対応に矛盾があったりアンフェアだったりしたことがあり、その点に抗議しては診療を拒否されるという経験を繰り返してきたという。当方の対応についても、初診の申し込みがあってから予約の連絡を入れるまでにかなり時間がかかってしまい、その点を批判してきた。私たちの治療チームはそのことをまず謝罪し、以下のようなリフレクティングを行った。

それまでの彼の抗議が至極まっとうなものであり、それで診療を拒否する医療機関の側に問題があったと思われること、そうした経験をしたにもかかわらず、治療的な支援を求めて私たちの治療機関を訪れてくれたことへの感謝、彼の訴えがきわめて客観的かつ論理的であり、高い知性と健康さがうかがえることなどを彼と家族の前で話し合った。その後彼の感想を訊ねてみると、「これはそういう手法なんでしょうけど、それでも自分のことが承認されたみたいで、少し嬉しかった」とのことだった。

率直にいえば、私が個人で診療していた場合、彼のようなタイプの患者に一度の面接でこうした印象をもたらす自信はない。つまり、個人精神療法のセッティングで同じ内容のことを口にしたとしても、それがこれほどストレートに受けとってもらえた可能性は低いと考えられる。この違いは何に由来するだろうか。

個人精神療法の限界

個人精神療法の限界の一つに「治療関係が容易に密室化する」というものがある。そもそも二者関係そのものが構造的に密室化しやすいものであり、それを強化するのが専門家対患者という権力関係である。この非対称性を乗り越えるのは、必ずしも容易なことではない。ただ単に、医師がへりくだれば済むという話ではないからだ。「患者様」という呼称に象徴される「いつわりのへりくだり」（中井久夫）に不快感を覚える当事者は決して少なくない。

ならば意図して「友だちのような関係」を作るべきなのか。こちらはさらに論外である。これでは治療的中立性や境界（バウンダリー）が維持できず、そのことが治療者や患者にとって退行促進的に作用する可能性があるためだ。こうした「いつわりの親密さ」が転移や逆転移といった感情を賦活することで、治療関係を無意味に複雑化することもまた珍しくない。膠着状態に陥った境界性パーソナリティ障害の臨床場面を想起してみればよい。

論点を整理しよう。「ほめること」についての個人精神療法の限界は、一つには構造的な権力関係という非対称性の壁があり、いま一つには中立性や境界を曖昧化するというリスクがある。治療チームによるリフレクティングは、こうした問題を予防するという意味でも有意義なのである。

ヘテラルヒー的関係

なぜリフレクティングはこれらの問題を乗り越えられるのか。リフレクティングに限らずオープンダイアローグにおいては、治療チーム内においてヒエラルヒーが存在しないことが前提となる。精神科医も看護師も対等かつフラットな関係性のもとで治療に参加することになる。このため「先生」の呼称は用いられない。治療チームとクライアントチームの区別はあるが、チーム同士も対等の関係にあると見なすことになる。それでもクライアントが医師を「先生」と呼ぶことはありうるが、個人精神療法の場合に比べて、はるかに容易に対等性を確保・維持できる印象がある。

これに加えて、チーム治療において転移が問題になることはほとんどない。転移の必然（必要）性を擁護する分析家は、「チームでは治療関係が深まらない」「転移の解釈なくして徹底操作はありえない」といった反論をするのかもしれない。しかし筆者は、チーム治療の経験から、以下のような疑念をもつに至った。すなわち、転移とは密室における非対称的な権力関係（「知っていると想定される主体」のような）という特殊な条件下で醸成される、人工的な感情だったのではないだろうか。

先述したとおり、チームによるミーティングでは、従来の意味での転移はほぼ生じない。この事実は、治療者を〝解放〟する。たとえば、もはや転移を警戒して、感情的な中立性などに固執する必要はない。少なくとも筆者自身は、ODの場面でなら「自然に笑う」ことや「個人的経験を話す」ことがはるかに容易になった。その結果、患者との共感性が深まり、感情の同期がしやすくなったという手応えを感じている。チーム治療の中では、まず治療者の感情と表情が解放される。転移を利用して真理を探究するよりも、感情を解放して対話性を追求することのほうが、「まっとうな治療」に近いのではないだろうか。

閑話休題、「ほめる」ことに話を戻すなら、対等性の確保のもとで患者は治療者の言葉を受けとりやすくなり、ほめられることで転移性の感情に基づいた過剰な依存にも陥りにくくなるため、治療者も自然な態度でほめることが容易になる。その意味で、こうした治療チームの場面設定がもたらしたメリットはいくら強調してもしすぎるということはない。

リフレクティングの形式は、「ほめる」ことを容易にするばかりではない。そのことを通じてクライアントを動機づけ、変化をもたらすことが可能になる場合がある。それはなぜなのか。

矢原によれば、リフレクティングとは、ヒエラルヒーならぬヘテラルヒー的関係を通じて、ほどよい差異をもたらす手法なのだという［＊1］。ヘテラルヒーとは、ヒエラルヒーが静的な垂直的関係を指すのに対して、垂直的な関係と水平的な関係の双方をダイナミックに移行しあうような関係性を意味している。たとえば治療チームのやりとりを患者チームが観察するといった場面において、ヘテラルヒー的関係の端緒があると考えられる。治療者が正面から患者に放つ言葉は、その垂直性ゆえに、受け止めきれないほど「強い差異」になりやすいが、治療者の「やりとり」を患者が「観察」する場合、やりとりの内容は「適度な差異」として、患者が受け止めやすくなっている。なぜそれが適度な差異になるかといえば、それが「観察されたやりとり」から能動的に受けとられたものであるためではないだろうか。これこそが「差異をもたらす差異」（ベイトソン）としての「情報」として、患者を励起し動機づける当のものなのであろう。

おわりに

リフレクティングにおいて「ほめる」ことが容易かつ効果的になることは十分に理解されたであろう。ここから得られたアイディアを、個人精神療法にフィードバックすることは可能だろうか。私はすでに、いくつかの実践を試みている。もっとも単純な応用例は、治療者が二つ以上の見解を引き出して、迷いをみせることである。「医師の視点からみれば、あなたの状態は統合失調症や自閉症を疑わなければならないという見解もありうるが、個人としてみる場合は、むしろあなたの知性や健康度の高さのほうに目がいってしまい、なかなか決められずに迷ってしまう」といった態度だ。

いわば治療者の中の垂直的なやりとりを開示し、それを患者に観察してもらうことで、場の権力関係を緩和するという試みである。これに限らず、リフレクティングの体験は、臨床家にもさまざまな気づきと学習をもたらすであろう。ベテランの治療者ほど、そこから得るものが大きいことが予想される。二人以上の人間さえいればただちに応用できる手法だけに、それを経験してみるかどうかはあなた次第だ。さて、どうします？

III

オープンダイアローグを読む

10 SF的視点が可能にした精神医療への批評 宮内悠介『エクソダス症候群』

デビュー作品集『盤上の夜』(東京創元社)でいきなり直木賞候補となり日本SF大賞を受賞した期待の新人、宮内悠介。いまやポスト伊藤計劃を担う作家の一人と目されている彼の第一長編『エクソダス症候群』(東京創元社)のテーマは精神医学だ。最初にそれを知ったとき、ちょっと嫌な予感がしたことは率直に告白しておこう。

はっきりしていることは、ミステリーと心理学、あるいは精神医学との相性の悪さだ。九〇年代以降に増加したトラウマ・ミステリー(トラウマゆえにモンスター化した犯人、的な)は多くの失敗作を残して一過性のブームに終わった。記号と論理の言語ゲームであるべきこのジャンルに、トラウマなどという隠喩的・象徴的な夾雑物を〝接ぎ木〟しようという試みは、そもそも原理的な困難を抱えていたのだ。

ならばSFはどうなのか。バラードやディックの一連の作品のように、記憶やアイデンティティをテーマとしたインナースペースものはあるが、そこにはやはり一種の「SF的唯物論」というべきルールがあり、精神医学との相性は決してよくない。むしろノーランの映画『インセプション』のような、設定こそ荒唐無稽だが内的ロジックは厳密に一貫した作品のほうに傑作が多い印象がある。

本作はそうした困難に、あえて正面から挑戦した意欲作だ。

近未来の地球では、精神疾患が過去のものとなりつつあった。診断技術と薬物の進歩がそれを可能にした。しかしなぜか、自殺率は増加しており、「突発性希死念慮《Idiopathic Suicidal Ideation》」と命名されていた。

本作の主人公は、精神科医のカズキ・クロネンバーグ。火星生まれのカズキは、地球で精神科医になったが、恋人を自死で失い、医局でも冷遇されて失意のまま故郷である火星開拓地に戻ってきた。彼の新しい職場は、火星で唯一つの精神科、ゾネンシュタイン病院。

いわば発展途上地域である火星では、薬剤はおろかろくな食材も手に入らない。カズキはこの荒涼たる故郷で、もはや地球では見られることのない疾患「エクソダス症候群」と向き合うことになる。

評者に期待されているのは、まず精神科医の立場から本作を評価することだろう。難があるとすれば、宮内が既存の精神医学を意外なほど素直に受け入れているように見える点か。コンピュータによる正確な診断と薬物療法で精神疾患が消滅するという状況は、実際には想像しにくい。診断概念の精緻化は当該疾患を増やすほうに作用しがちだし、抗うつ薬であるＳＳＲＩが導入された先進国では、うつ病の有病率が軒並み上昇している。あるいはＷＨＯのデータでも、発展途上地域のほうが統合失調症の改善率が高いという報告がある。開拓地である火星はいわば発展途上地域なわけだが、そういう地域であるがゆえに精神障害は減少した、という逆説のほうがありそうである。

しかしこうした「難癖」は、作家の意図を考えるなら無理難題に等しいだろう。おそらく宮内は、火星という荒廃した閉域で、あたかも先祖返りした精神医学が己の歴史を早回しで辿り直そうとする過程を描こうとしたのだ。

「個人症候群」と「普遍症候群」の区分がここで効いてくる。

これらの耳慣れない言葉は、正規の精神医学用語ではない。宮内が繰り返しその言葉を引用している精神科医・中井久夫による造語である。簡単に解説しておくなら、うつ病や統合失調症など、精神医学の教科書やDSM-5などの診断基準に掲載されているものが「普遍症候群」、そうした分類が当てはめにくく、その個人に特異的としか見えない疾患が「個人症候群」とされる。中井が例示するのはフロイトやユング、あるいは中山ミキらの「創造の病い」である。

「普遍症候群」が科学的精神医学に、「個人症候群」は精神分析（ただしスピリチュアルな要素をはらんだ）に対応する。病棟管理を任された長老格の患者であるチャーリーはカズキに問う。「我々は進歩しているのか、後退しているのか」。そして断ずる。「精神医学の歴史とは、つまるところ、光と闇、科学と迷信の強迫的なまでの反復なのだ」と。

精神医学の内部から見れば、いささか乱暴な見取りではある。しかし、あれほど喧伝され信頼されていた向精神薬の有効性に疑問符が投げかけられ、禅に由来する「マインドフルネス」が精神医学の主流派においてもてはやされつつある昨今、果たしてわれわれはチャーリーの断定を一笑に付すことができるのだろうか。

いや、他人事のように語っている私自身が、いまやフィンランドで開発された対話療法「オープンダイアローグ」に熱中している。これなどポストモダン思想の精神療法的応用であり、こうした精神療法を、宮内もしきりに引用する近赤外分光検査《NIRS》などを用いて科学的に基礎づけようという動向が盛んになりつつあるのだ。

「エクソダス症候群」の驚くべき〝正体〟については読者のために伏せておこう。今私に言えることは、普遍と個人、科学と祈り、その狭間に留まり続けることを未開性と言うならば、その未開性こそが医療のあるべき姿だというカズキの主張にはたしかに聴くべきものがある、ということだ。その意味で本作は、SFという形式でしかなしえなかった、精神医療に対する本質的な批評なのである。

11 二人であることの病？青山七恵『繭』

いきなり無関係な話題で恐縮だが、評者は現在、フィンランドで開発された「オープンダイアローグ」という手法／システム／思想の普及啓発に取り組んでいる。これはごく簡単に要約すれば、対話の力で精神病を治そうというものだ。

この手法は、通常の精神療法とは異なり、治療者が複数、クライアントも複数が参加する。あえて診断も分析もせず、ひたすら対話をポリフォニックに展開していくことだけを考える。すると、まるでおまけのように、治癒が起こってしまうというのだ。

評者にとって衝撃だったのは、この手法を深く知れば知るほど、従来の治療者と患者が一対一で行う「個人精神療法」のスタイルが〝異常〟に思われてきたことだった。

そう、一対一の「二者関係」はおそろしい。それが「夫婦」であれ「親子」であれ、あるいは「師弟」であれ「治療」であれ。その関係は依存と攻撃性をもたらし、愛と憎しみの激しい両価性を経てDVや虐待の温床となり、治療にあっては「転移」や「逆転移」といったやっかいな感情を生じさせる。

青山七恵の新作長編『繭』（新潮社、二〇一五年）は、このような「二人であることの病」に正面から取り組んだ意欲作である。

主人公である舞は、美容師として念願だった自分の店をもち、専業主夫の夫に支えられ、はたからみれば幸せな結婚生活を送っていた。しかし家庭では、些細なことで愛する夫に暴力を振るい、傷つけてしまうことを繰り返していた。ある晩、夫を殴打し部屋を飛び出した舞は、帰らぬ彼をひとり待ち続けている希子と出会う。希子もまた、報われることの少ない彼との二者関係に苦しんでいた。

舞と夫であるミスミの関係は複雑だ。暴力を振るうのは常に舞のほうなのだが、どういうわけか、いつも舞のほうが弱者に見えてしまう。ミスミは決して舞に手を挙げることはないが、一方的な被害者にもみえない。

ミスミが舞に断りなく本棚を買うエピソードがある。舞の了承を得ずに買ったその本棚は、舞の好みにぴったりだった。しかし、そこに置かれたサボテンの鉢をいつ買ったのかについて、ミスミは舞の問いをはぐらかし、あからさまな嘘をつく。どうでもいいことなのに、舞にはそれが許せない。舞はサボテンの鉢を壁に投げつけ、ミスミの頬を平手で打ち、馬乗りになってさらに打つ。ふと周囲を見渡して、凶器になりそうなものに囲まれていることに気づいた舞は、取り返しがつかない暴行に至ってしまうことを恐れるように部屋を飛び出し、ゴミ集積所のゴミ袋を投げ散らかすことで自分自身を鎮静しようとする。

青山自身がインタビューで述べているように、ミスミは暴力を振るわせることによって舞を支配している。舞はミスミに操られていることを自覚できないまま、ひたすら自分を責めてしまう。

もちろんここには、多分に小説的な誇張がある。臨床場面でこうした夫婦間の「複雑な支配」に出会うことはまずない（「ありえない」という意味ではない）。ほとんどの男性の支配はずっと単純な、暴力（DV）による支配だ。

ミスミと舞との関係は、夫婦関係よりも母娘関係によく似ている。母が娘にとことん奉仕することで、奉仕に対する感謝や罪悪感で相手を縛ることを「マゾヒスティック・コントロール」（高石浩一）と呼ぶ。ミスミの「支配」はその夫婦版とも言えるだろう。

ミスミが舞の好み、舞の欲望をことごとく先取りして尽くすこと。こうした先取り型のサービスは、快適なようでいて、かすかに人を苛立たせる。相手から欲望を見透かされること、先取りした結果が微妙にずれていることによる苛立ち。舞はそうした二者関係が歪んでいると自覚しつつも、そこから逃れることができずにいる。

なぜ二者関係が問題になるのか。二者関係の原型は「鏡像段階」にあるとされる（ラカン）。これは、自己とその鏡像の、想像的な二者関係だ。それは自己愛の起源であると同時に、他者への愛の起源でもある。

ラカンは彼の「鏡像段階」理論を構築するにあたり、ヘーゲルの「主人と奴隷の弁証法」を精神分析に導入した。主人と奴隷は一種の共依存関係にあり、主人は奴隷を支配しているかに見えて、実際には奴隷の労働と承認なしには生きていけない。二者関係は、こうした逆説的な権力闘争に陥りやすい。

互いに互いを鏡像にみたてつつ、相手に自己イメージを投影し、その姿に同一化すること。しかし同一化が進むほど、自分の支配権や所有権を相手＝鏡像に奪われてしまうという不安や被害感も高まる。これこそが「主人と奴隷の弁証法」であり、この関係は、二者関係（＝鏡像関係）から抜け出さない限り、けっして終わらない。

ラカン自身、治療が双数的関係に陥ることの弊害に自覚的だった。「精神分析を双数（決闘）的なものと理解する枠組の下で現に行なわれている対象関係の取り扱いは、象徴的次元の自律性を無視することに基づいています。この無視は自ずと、想像的平面と現実的平面との混同を引き起こします。だからといって、分析関係から象徴的関係が除外されてよいわけではありません」（ラカン『精神病（上）』岩波書店、一九八七年）。

そう、想像的平面における双数的関係の問題を回避するには、象徴的次元、すなわち超越論的視点の導入が必須なのである。

本書の後半は、舞と同じマンションの二階に住む希子に視点が切り替わる。

希子と彼、「遠藤道郎」との関係は、舞とミスミのそれとはほとんど対照的な関係とも言える。希子は、勤務先の会社の屋上で道郎と出会い、そこから二人の関係がはじまった。取材旅行と称して不在がちな彼は、いつでも突然連絡を寄越してふらりと希子の部屋に〝帰って〟くる。

彼女は道郎のことを何も知らない。テレビ番組などの音声係をしているらしいということだけは漠然と知っている。しかし、彼の事務所の場所すらもうろ覚えだ。彼の名前が本名かどうかも、家族についても、彼女についてどう思っているのかも、曖昧なままだ。似たような顔をした指名手配犯の写真を、ふと彼と取り違えてしまうほどに。

これほど希薄な関係であるにもかかわらず、希子はあたかも、自ら進んで道郎に支配されたがっているかのようだ。彼がかかわった番組はすべて録画し、食い入るように視聴する。彼から帰るとの連絡があれば、いそいそと食材の買い出しに走り、真夜中でも凝った料理を作る。希子はひたすら彼を待ち、彼のために尽くそうとする。なんのために？　彼を「所有」するために。

希子は道郎が指名手配されている犯人で「何かの事情で世間から身を隠さなくてはいけない逃亡者だったらいいのにという願望」に取り憑かれている。そうした事情を想定することで、彼女が道郎について何も知らないという事実が正当化され、彼の不在を喜ばしいものに変えられるからだ。「彼が今いないということは、必ずいつかはわたしのもとに帰ってくるということ」なのだから。

密着し奉仕されることで支配される舞と、ほとんど会えないことを保護＝所有の証に変換することで支配に甘んずる希子。二人の立場は対照的だが、二人ともそれぞれの「想像力の繭」（今日マチ子『COCOON』秋田書店、二〇一五年）に閉じこもっている点では同じことだ。この「繭」は、ともにパートナーとの双数的関係の産物である。

本書の後半、一人称視点が舞から希子に切り替わって以降、注意して読めば、ここで文体すらも切り替わっていることがわかる。

舞の視点は描写的である。とりわけ希子の身体を描写するときの辛辣ともとれる視線。「その色の剥げた爪はひどくうらめしげに見えた」「あの白い泥のようなつむじ」「その体はあまりに無防備に見える」「そういう産毛やほくろや吹き出物や掻き跡で区別のつけられた体、同時にありふれていて、いくらでも取り替えのききそうな体……」。

希子の視点は舞とは対照的で、外界の描写は控え目で、そのぶん内省過剰なトーンが目立つ。共通するのは、それぞれが主観的な偏りを帯びていることだ。青山は文学的修辞としての隠喩ではなく、二人の女の「想像的な繭」のありようを描き分けるべく、異なった隠喩システムを技巧的に導入している。それぞれの視点の中で描写される希子や舞、あるいはミスミ（孝）は、別人のように相貌を変える。その差異が「繭の違い」をいっそう印象深いものにする。

いっぽう、男たちのほうはどうか。ミスミは当初、舞に殴らせることで舞を支配していた。彼は二者関係の外側に立って、「病」の泥沼に巻き込まれることなく、メタレベルから状況をコントロールしているかに見える。なぜそんなことが可能なのか。おそらくミスミは、「孝」として希子とのつながりを維持することで、複数の女を所有〈したつもり〉になれているからだ。自分なりに構築した奇妙な三角関係の中で、関係のモードを切り替えること。そうすることでミスミは超越的な立場に立ち、双数的闘争を回避している。なぜなら彼と舞との関係は一方的な所有であって、所有は関係ではないからだ。

舞は希子に繰り返し問う。「その人と希子さんは、対等ですか?」と。その言葉は希子の胸の奥に深く沈殿し、彼女の惨めさをいっそう鮮明にする。もちろん「対等かどうか」は舞自身のこだわりでもある。舞は「対等性」を権力関係からしか理解しようとしない。しかし、双数的な関係の中で男女が対等性を実現しようと思えば、その努力は必然的に女尊男卑的な過程を通過せざるを得ない。それは快適なようでいて、舞自身を苦しめ逃れられなくするのだ。

評者はこう考えている。男女に限らず、関係性と対等性は両立しがたい。あらゆる関係性はS - M的な非対称性の上に成り立っていて、そこから関係性のダイナミズムが生まれてくる。それゆえ「対等な関係性」は権利上はありえても、事実上は存在しない。この問題は、「差異」と「差別」の関係に良く似ている。差異の肯定なくしていかなる表現も不可能だが、それゆえにこそ表現者は、しばしば差別のリスクを抱え込む。説明不足は承知の上だが、このあたりの論証は拙著『関係の化学としての文学』(新潮社、二〇〇九年)を参照されたい。

やがて彼女たちの関係性は、それぞれのあり方で破綻を迎える。繭が苦痛とともに破られるのだ。そうすることで彼女たちは、ようやく繭の外部に立ち、超越論的な視点を手に入れた。そう考えるべきなのだろうか。しかし、それではただの「治癒」にしかならない。

青山の解法はずっと独特だ。彼女は舞と希子の視点を接続し、経験を交換して見せた。実はこの手法は、オープンダイアローグの思想そのものであり、同時に柄谷行人が『トランスクリティーク』(批評空間、二〇〇一年)で示したやり方に近い。超越性のメタゲームを無限上昇するのではなく、斜めに横断すること。その視差から露呈してくる「現実」に直面すること。それが治癒ならぬ解放と連帯をもたらすとすれば、舞と希子が同時に呟く「これから始まるんでしょう?」という言葉は、まぎれもなく希望のほうを向いている。

12 ポリフォニーを〝聞き流す〟坂口恭平『家族の哲学』

解離性気分障害？

坂口恭平の最新作『家族の哲学』（毎日新聞出版、二〇一五年）は、彼が罹患している双極性障害の苦しさが生々しく克明に記されている。教科書や論文からは決してうかがい知ることのできない苦しさ。その記述を読んでいると、人間の思考などは、感情の荒波に翻弄される木の葉のようなものにすぎないとすら思えてくる。

躁状態の坂口はきわめて生産的だ。アイディアは次々と浮かんでくるし、思いつくまま行動し、語り、唄い、創造する。原稿だって日に一〇枚は軽い。しかし突然、うつ期がやってくる。そうなると彼は別人のようになってしまう。

「元気そうにしているときだって、じつは苦しいんだよ、隠せているだけ」。うつ期に入った坂口はそう考える。家族に対する評価も一八〇度変わる。「本当は内心、両親に対して絶望を感じていて、それによってずっと苦しんでる。だけど、調子がよいときはその苦しみを隠すことができるわけ。……結局はずっとその問題を抱えてるんだ。じつは終始絶望してる」。

もちろん彼はそうした事態に備えて、壁に自分自身へ宛てたメッセージを貼っている。「調子が悪いときは、ゆっくり寝ること」「かならず、仕事をやめたいと言い出すので、フーはしっかりと私の行動を止めること」うんぬん。彼にはもちろん、それを書いたのが自分だという記憶はある。しかし今となってはその意味を理解することもおぼつかない。

こんなことが本当に起こるのか。不思議に思う人もいることだろう。しかしこうした現象は、われわれ臨床家が双極性障害の治療をする際に、しばしば悩まされる問題でもある。彼らは解離性同一性障害（多重人格）のように、まったくの別人格になるわけではない。記憶の連続性は辛うじて保たれている。ただ、「感情の連続性」だけはきれいに失われる。

とりわけうつ期の絶望感は圧倒的だ。坂口自身が繰り返し記しているように、彼らは「じつは苦しかった」「本当は絶望していた」などと本気で口にしながら、正常な気分のときの発言や記録をすべてひっくり返すのだ。うつ期の絶望感の怖さは、それが常にメタレベルから侵略してきてこころの全領域を制圧し、あたかも永遠のように居座ってしまう点にきわまる。すべての双極性障害に該当するわけではないので、私はこの現象を個人的に「解離性気分障害」と呼んでいる。

死ななきゃ何でもいい

坂口自身の作品歴を辿ってみると、彼はこうしたうつ期を経験するごとに、着実にその思考を進化／深化させている。しかしうつ期に入った彼は、その事実すらも認めることができない。自分の作品はすべて無価値であり、なにもかもゼロであるという思い込みにとらわれてしまうからだ。その結果、彼は強い希死念慮にさいなまれる。いや、それが結果なのか原因なのかすら、判然としない。実は希死念慮が先行しており、それがすべてを無価値化しているのかもしれない。

そんな彼をつなぎ止める言葉が、パートナーであるフーの名言「死ななきゃ何でもいい」だ。

精神科医として坂口の作品を読むとき、最も興味深いのが、彼とフーとの関係であり会話である。いちおう小説の体裁を取っている以上、フィクションとして読むべきなのかもしれないが、そういう区別がどうでもよくなるほど、二人の対話は示唆に富んでいる。

恭平が愚痴をこぼすと、フーは言う。「そのようなときもある。それは仕方がない。そんな体なんだから仕方がない。しかし、忘れてはいけない。そうじゃないときもある。それを忘れてはいけない」。

そう、彼に必要なのは「フーの視点」だ。その視点から世界を見ること。それは「私が調子が悪いときに感じてしまう、あの絶望以外にも世界があること」を知覚することなのだ。

フーの接し方の一つに「聞き流す」というものがある。坂口によれば「それは無視することではない」「意味ではなく、音楽として受けとるということ」「判断せず、決断せず、ただ受け入れる」ことだ。絶望している人間の前でこれを実践すると、その人間は「名もなき人間」になり、周囲が「未知の風景」となって「体がふっと軽くなる」という。それればかりか坂口によれば、聞き流されることで爽快さや感謝すらも生まれてくるのだという。

「その人々それぞれの中にある、私との親密なものを見つけ出すためだけにある。それはただの触角の動きなのだ……私が見出そうとしているのは、まったく別の空間での会合の瞬間」なのだという。

彼は自分を叱咤する人間と話しながら、その体の動きを観察し、「その人間の中に内在している別の存在に対して対話を試み」る。なぜか。「核家族とはまた別の家族の気配」、坂口が言うところの「嗅家族」が社会にひそんでいるからだ。彼の願いは「人間たちの中に潜む別種の人間たち」と食事をともにすることだ。

別の空間にいるはずの自分を想像することが創造だ。まだ見ぬ家族を他者の中に見つけようとすることこそが幸福でありそれは香を放つ。この記述は難解にも見えるが、その意図についてはまたあとで触れる。

「思考という巣」をつなぐ「創造」

『家族の哲学』の最終章で、恭平はついに長かったうつ期を抜け出す。きっかけはフーの言葉だった。自分のだめな部分を延々と語り続ける恭平に、フーは言う。「よく、そこまでいろんな角度から自分を否定する言葉を見つけだしてくるね。たいしたもんだよ。創造活動にすら見えるもん」。

この言葉の効果なのか、ちょうど変化の機が熟していたのか、それはわからない。しかしともかく、恭平の気持ちは軽くなる。

この小説に限った話ではないが、恭平とフーの対話は、ベタに「治療」という視点から観た場合に、きわめて興味深い要素を秘めている。

ここで彼の別の著作、『現実脱出論』（講談社現代新書、二〇一四年）を参照してみよう。タイトルから誤解されそうだが、本書で坂口は現実からの逃避を勧めているわけではまったくない。そうではなくて、この現実もまた一つの幻想空間に過ぎないことを強調するのだ。その証拠に、現実を構成している時間も空間も、状況次第で勝手に伸びたり縮んだりするではないか。たとえば坂口には、好調なときとうつのときとでは空間の見え方、奥行き、色彩までもが変わって見える。「F1車」と「おんぼろトラック」くらい違うのだ、という。もちろんこれは「主観」と「客観」の対立などではない。

本書のキーワードは「思考という巣」だ。坂口によれば、思考とは考える行為ではなく、人間が内側に形成した「巣」であり「現実と対置された空間」なのだ、という。人間の感覚も振る舞いも、この巣を作るための素材なのだ。

このとき創造行為とは、個人が現実から脱出して作り上げた「思考という巣」どうしを、現実という意思疎通のための舞台の上でつなぐことを意味するだろう。

坂口が語る「ものがたり」を、フーがどのように聞くのかを見てみよう。彼にとって「ものがたり」とは、感覚器官という扉の向こうにしっかりと存在している空間を、現実のもとにおびきよせる行為なのだという。そのような「ものがたり」、精神医学の貧しい言葉に置き換えるなら「妄想様観念」を、彼は台所で家事に勤しむ妻に伝える。妻は彼の荒唐無稽な話を、けっして批判しない。ただし坂口のほうも、話したことを現実の中でけっして実践しないという約束をフーと交わしている。

ここで再び、先ほど述べた「聞き流す」という身振りが出てくる。「町に流れるBGM」のように、妻は意識せずにそれを聞く。「右から左へと聞き流す。頭の中にはできるだけ入れない。一つひとつ吟味しない。それに対して、対応しない。批判しない。同意もしない。かといって無視はしない。必ず一度、耳には入れる」。坂口も妻も、それぞれの要請と関心から、そうした作業を台所で行うようになったという。

妄想も幻覚も、すべて事実として受け入れ、しかし現実世界では実践しないこと。なぜか。「『現実さん』は他者だからだ。他者の耳元で、僕にとっての事実を一生懸命伝えても、妄想としか言われない。『現実さん』にも通じる言葉で伝える必要があるのだ」。

『現実さん』を歓待し、落ち着いて他者として付き合ってみることで、自らの思考が、独自の知覚・認識によって形成された空間であると理解」できる、と坂口は言う。ならば「現実」とは何か。

それは、「他者と意思疎通するための舞台」である、と坂口は言う。他者の思考は完全には認識できない。意思疎通は現実という場でのみ可能となる。ただし、現実の空間では集団のためのルールや規則が優位になりがちで、個々の思考はすぐ窒息させられてしまう。だからこそ、個人同士の巣を安全に接続するための回路が必要なのだ。この「他者の思考との邂逅、対話を直接的ではないにせよ、可能なかぎり滑らかに実現するための方法」を、坂口は「創造」と呼ぶ。

この「創造」の定義に、私は強い感銘を受けた。ここにはアウトサイダー・アートやエイブル・アート、芸術療法の真の意義、病跡学の向かうべき方向、いやそれだけではない、ありとあらゆる表現行為がなぜこの世界に必要なのかという問いに対する、きわめて説得的な答えがある。

オープンダイアローグ

しかし、それ以上に私が刺激を受けたのは、こうした坂口の「創造」の定義が、ほぼそのまま「治療」に結びつくのではないかと考えたためでもある。

知っている人には食傷気味の話だろうが、私は最近、オープンダイアローグという治療法に入れあげている。すでにあちこちに記事も書いているので、ここでの紹介は最小限に留めよう。

オープンダイアローグ（ＯＤ）とは、フィンランド・西ラップランド地方にあるケロプダス病院のスタッフたちを中心に、一九八〇年代から開発と実践が続けられてきた精神病に対する治療的介入の技法である。薬物治療や入院治療をほとんど行うことなく、きわめて良好な治療成績を上げており、近年国際的な注目も集めている。

ＯＤでは、患者や家族からの依頼を受けてすぐ「専門家チーム」が結成され、患者の自宅を訪問する。患者や家族、そのほか関係者が車座になって、家族療法などの技法を応用した「開かれた対話」を行う。

12
ポリフォニーを〝聞き流す〟
坂口恭平『家族の哲学』

問題はこの対話の持つ治療的意義だ。なぜ対話ごときで精神病が改善するのか。もちろん日常的な対話ではなく、さまざまな思想を背景にして、洗練された技法として確立されている。重要なのは、ここでバフチンのアイディアが活用されている点である。

ODの主要な柱の一つである「対話主義」。これは「言語とコミュニケーションが現実を構成する」という社会構成主義的な考え方に基づいている。言うまでもなく坂口の発想もこれに近い。

たとえば、患者が妄想を語り出したとしよう。治療チームは、患者の語りを否定したり批判したりすることはしない。患者の経験したことについて、さらに質問を重ねていくのである。たとえばこんな風に。

「私にはそういう経験はありません。もしよかったら、私にもよくわかるように、あなたの経験についてお話ししてもらえますか?」

このように問いかけを重ねながら、さらに詳しく妄想を語ってもらうのである。通常の精神療法では「妄想を強化する」という理由でタブーとされるやり方だ。しかし治療チームは逆に考える。妄想はモノローグ、つまり独語の中で強化され、ダイアローグに開くことで解放される。妄想に対して関心と好奇心をもってダイアローグに開いていけば、妄想が解放されることもありうるのではないか? この、およそ精神医学内部ではありえなかった発想が実践されて成果をおさめているというのだ。

そのためにはまず「治す」という発想から自由になる必要がある。治す、すなわち「妄想を取り除く」という目標に固執すると、どうしてもやりとりは「議論」や「説得」に傾きがちだ。重要なことは妄想の語りを核として、その周囲に複数の「声」が生成繁茂していくような、ポリフォニックな空間を拓くことなのである。

これをODでは「社交ネットワークのポリフォニー」と呼んでいる。それゆえ、単純な合意や結論に至ることは重要ではない。対話をする目的は、患者の苦しみの意味がよりはっきりするような共有言語を創り出すことであり、安全な空気の中で、参加するメンバーの異なった視点が接続されることだ。合意や結論は、いわばその過程の〝副産物〟として派生することになる。

多重レイヤーのポリフォニー

ここで坂口の記述に戻るなら、「聞き流す」とは、相手の声を、その言葉の意味や内容にとらわれず、あたかもポリフォニックな音楽であるかのように聴くこと、とも言えるのではないか。一人なのにポリフォニーとは奇妙な表現だが、ここは、坂口が「体の動き」の大切さを述べていたことを思い出そう。人は声のみならず表情や仕草といった身体表現を用いて、おのれの「思考の巣」を開示しようとする。ODにおいても重視されるのは「沈黙を含む非言語的なメッセージに波長を合わせる」ことだ。ここには、しぐさや行動、息づかいや声のトーン、表情、会話のリズムなどが含まれる。セラピストにはそうしたメッセージへの高い感受性が求められるのだ。

そのように考えるなら、坂口の言う「思考の巣」そのものが、本来ポリフォニックなものである可能性が見えてくる。対話の空間とは、患者がみずからの妄想へのモノロジカルな固執から解放され、「現実さん」のポリフォニックな構造へと導かれていく場所なのではないだろうか。

そう、「現実」はポリフォニーだ。坂口はデビュー作である『0円ハウス』（リトルモア、二〇〇四年）以降、一貫してこの「現実」の多重性を主張してきた。路上生活者の視点に立てば、都市が豊かな「都市の幸」に満ちた狩猟フィールドになるように。あるいは彼の「独立国家」もまた、日本全国に点在する、法律上「誰のものでもない土地」を領土として成り立っている。現実とは常にすでに、いくつものレイヤー

12
ポリフォニーを
〝聞き流す〟
坂口恭平
『家族の哲学』

が重なり合った重層的空間なのだ。「実は」「本当は」といったメタレベルの介入は、こうした重層性を奪うモノローグという意味で、すでに妄想的なエレメントをはらんでいる。

実は、ODにおいてなぜポリフォニーが治療的な意義を持つのか、わかるようでわからなかった。坂口の一連の作品を触媒として、その本質の一端が垣間見えたように思う。しかし、ここから先の探求は、やはり私自身の臨床実践とともに進められるべきだろう。

IV

人間回帰としてのオープンダイアローグ

13 オープンダイアローグがひらく新しい生のプラットフォーム

村上靖彦×斎藤環

過渡期の精神医療

斎藤　現在、日本の精神医療は非常に大きな転換期に差しかかっていると言ってもいいと思っています。どういう転換期かというと、収容主義が終わりつつあるということです。日本の精神科病床数の多さは、ナチズムのもとでの精神障害者の虐殺やソビエト連邦における政治犯の精神科病院への隔離収容に並ぶスキャンダルと言ってもよいレベルで、いまだに三二万人以上が入院中であり、うち約七万人が社会的入院、すなわち退院先がないという理由による入院です。しかし、この状況が変わらざるをえない状況になってきています。

その理由の一つは、精神障害の軽症化です。昔はうつ病で入院する人が多かったのですが、最近では軽いうつ病が増えたため、入院が必要となる患者が減少しつつあります。また、統合失調症はそもそも数が減っています。新規発症者が統計的に見ても明らかに減っているのです。内海健さんがかつて書いたように、統合失調症の「消滅」がまさに現実化しつつあります。理由はわかりませんが、一説によれば、感情障害に移行したのではないかと、かつての単一精神病論を思い起こさせる珍説まで出てくるくらい謎の現象として扱われています。

もう一つは慢性の長期入院患者にかかわることなのですが、そういう人たちはどこの病院にもたくさんいて、入院患者のなかで統合失調症の患者が多くを占めている理由の一つだったのですが、非常に申し訳ない言い方になりますが、寿命による自然減が進んでいきます。昭和三〇年代から入院されているような、七、八〇歳台以上の統合失調症の方々がお亡くなりになっていくという避けられない状況があります。彼らの多くは先ほども述べた社会的入院で、たとえ退院しても地域の受け皿が整備されておらず、ホームレス化せざるをえない状況がありますから、一気に病床数を減らすことは人道的に賛成できない面もあります。彼らの多くにとっては、病院が終の棲家になるということがはっきりしつつありますので、今三〇万床あるものは一〇年後には二〇万、あるいは一〇万台に減らざるをえない。

ところが日本精神科病院協会はこれを危惧しています。入院から地域移行という流れは、厚労省からすれば願ってもないことなのですが、精神科病院協会にとっては病院の死活問題ですから病床数は減らしたくない。苦肉の策として法律を改悪し、精神科病棟を居住施設に転換することを認めるなどして認知症患者を入院させやすい状況をつくろうとしています。これに対しては、強力な認知症の反収容キャンペーンが広がっています。そもそも、ろくに改装もしていない精神科病棟を、あなたの老親の終の棲家にしたいかという話です。この政策は、精神科病院協会が楽観するほどはうまくいかないでしょう。そうなると今後、じわじわと病床数を減らしながら、外来中心の医療に移行していくしかない。この流れはもう止められないところまで来ていると思います。

現に私が勤務していた病院などでは、まさに自然減によって入院患者数が激減しまして、病床を閉じて外来診療に置き換えたところ黒字化しました。こういう恰好の成功モデルがあるわけですから、他の病院もそれに追随してくれればよいのですが、外来化ができないのにはできないなりの理由があります。というのも、私もそこまでとは思っていませんでしたが、精神科医の大半は薬物医療に依存しているのですね。つまり、外来で診ろと言われても精神療法的な対応ができないのでいまさら診られない。入院させておいて薬を出すだけだったらいくらでもやるけれど、外来で家族も含めてケースワークも精神療法もしてくれと言われてもまったく対応できないということで、外来化に成功できる病院は非常に限られているという状況があります。

そういった意味で、現在は本当に過渡期の混乱状況です。

これは日本だけの特異な状況と言えます。昭和三〇年代に、精神科特例によって病床数が激増し、過度な収容主義が進みすぎてしまったことのツケが今回ってきているわけです。他のＯＥＣＤ諸国では精神科病床数が軒並み激減しているにもかかわらず、日本だけ減らせない理由は、この当時に設立された私立病院が多いためです。国公立でしたら政策の転換ですぐ減らせるのですが、そこが非常に大きな障壁になっています。

それからもう一つは、依然として日本の精神医療は薬物治療中心主義ですが、それの先が見えてきたということがあります。ここ数年、新薬の開発が実質的に止まっています。抗うつ薬として鳴り物入りで登場したＳＳＲＩも、それほど画期的な効果はなく、むしろＳＳＲＩ導入国すべてでうつ病人口が激増しているという、パラドキシカルな現象が起きています。この理由は変化率と寛解率の差だと考えられます。ＳＳＲＩを服用して改善する人は六〇％くらいいますが、寛解まで至りうる人は三〇％以下なのです。つまり、よくはなったが治りきらない患者がどんどん滞留していくため、全体の患者数は増えざるをえない。

うつ病の自然治癒率は約五〇%と言われていますので、むしろ薬を必要としない人まで薬物治療を受けている可能性がある。一九九〇年代の「うつはこころのかぜ」キャンペーンなどの影響で、非常に患者を増やす結果になってしまいました。ディジーズ・モンガリング（疾病喧伝）とSSRIの効かなさによって軽症の患者が増えましたので、外来に切り替えたほうが儲かるという状況はいまだに続いていますが、これもそろそろ頭打ちです。昔は精神科病院を増やせば患者も増えるという皮肉な意味で「幸福な時代」があったわけですが、それはもう通用しない。他科と同様、限られたパイの奪い合いになっていかざるをえない。薬でなんとかしようという状況は限界が見えてきていて、新薬開発は頭打ち、統合失調症に関してはとっくに止まっていますし、今後画期的な向精神薬が登場することはあまり期待されていません。生物学主義の限界が見えてきたというのが現状です。

一方で精神療法については、認知行動療法や対人関係療法に加え、アメリカで人気の高い「マインドフルネス」などが注目されつつありますが、どうも日本の精神医療の風土が、精神療法に対して少なからず抵抗を示しますので、これらもどこかで頭打ちになるかもしれません。若手はまだ柔軟性を持っていますが、古い精神科医は「精神療法？　何それ？」という感じです。ようやく健康保険が適用された認知行動療法にしても、今の実践形式というのは、実質的に臨床心理士に丸投げです。完全な分業体制で、外来で精神科医がやることはまずありません。ただ現状では精神科医がやったことにしないと診療報酬がいただけないので、なんとも奇妙な分業体制が続いています。精神病院のヒエラルヒーの構造から言って――今も資格制度でいろいろ揉めていますが――臨床心理士が精神科医と同格の治療者になることは当分ありえないでしょう。そういった意味では、完全に精神療法が主流になる可能性はさしあたりは低いという状況が続いています。こちらに関しても過渡的な状況がここ一〇年間くらいの変化として起こってきている印象です。

その一方で、まだ主流の動きではありませんが、ACT（Assertive Community Treatment：包括的地域生活支援プログラム）チームが全国二〇ヵ所くらいで活動を始めています。これはコミュニティケアの本来のあるべき姿に近く、厚労省もそちらに移行したいわけですが、二四時間体制、アウトリーチで支えるというあたりが壁になるのか、いまひとつ普及していません。ただ、ACTの理念にもやや消極的なところがあって、基本は慢性の重症患者の自立を支えるという考え方で、「積極的に治す」という発想はやや弱いという印象があります。ただ、ACTと後から述べるオープンダイアローグの相性が意外といいことがだんだんわかってきましたので、これらが組み合わされれば急性期患者も慢性患者も地域で対応できるかもしれないという希望が少し見えてきています。

ただ、こうした動きは私の目に見えるだけの動きであってマジョリティでは全然ないというところが残念なところですね。ACTの実践が着実に成果を上げていることがもう少し共有されれば、一気に広がるのかもしれません。ただ、ACTを広げるということは必然的に病床数を減らすことになってしまいますので、精神科病院が積極的に取り組みにくいという構図があります。現状ではACTに取り組めるスタッフというのは、今訪問看護やケースワークを担当しているスタッフです。こういう人はどちらかと言うと精神科病院に勤務していることが多いのですが、私立精神科病院がACTを積極的に展開すると病床数を減らさざるをえないという意味で自己矛盾に陥ってしまいます。スタッフの移行をどのようにして円滑に進めていくかということが、これから大きな課題になるかもしれません。何しろACTはまだお金になりませんから。

村上——一応回っていますよね。

斎藤　回っていますが儲かりません（笑）。積極的に導入するためのインセンティブに乏しいところがあります。オープンダイアローグが保険診療を認められて、儲かるとまではいかなくてもそれなりに労働に見合った報酬が得られれば、状況は多少変わってくるかもしれませんが。

現場の困難

村上　私は哲学研究者ですがずっと精神医学に興味を持ってきて、二年前に初めて精神科病院でフィールドワークを始めました。そのとき同時に慢性期と緊急救急病棟の看護実践と訪問看護のフィールドワークを始めたのですが、あまりにもいろいろな矛盾がありすぎて、言語化できなくなってしまいました。

斎藤　矛盾のしわ寄せを一番受け止めやすいのは看護師の立場だったりするかもしれませんので、非常に厳しいところだと思います。

村上　本当にしんどそうでした。

私は今まで精神病理学のテキストを読んでいて、その延長線上で一度現場を見ようと思って精神看護の現場に入ったのですが、本だけの机上の精神病理学に関する知識がまったく意味をなしていないように感じました。

実際に看護師さんが患者さんと接しているときには、統合失調症のすごく重い患者さんであってもコンタクトが取れるし、幻聴がいくらあってもしっかりとラポールをつくることができているので、妄想について分析するという話ではないわけです。そのあたりの事情は拙著『仙人と妄想デートする―看護の現象学と自由の哲学』（人文書院、二〇一六年）に書きました。他方で、精神科医療自体が非常に言語化しにくいというか、病院のなかで起こっていることはすごくわかりにくい。たとえば、慢性期病棟はものすごく静かでゆったりしていて、何も起きません。お薬の管理、お小遣いの管理、時間や食事の管理など、管理が徹底的にされていて、でも看護師さんがものすごくしんどそうなのです。ずっと参与観察をしていましたが、「勉強したいと思って異動してきたけど嫌になっちゃった」と漏らす看護師さんが多いのです。かたや救急のほうに行くと、ドラッグ依存の患者さんなどもいらっしゃるので、いまだに拘束をせざるをえないことに看護師さんたちは非常に矛盾を感じていて、「看護をしたかったのにこれじゃガードマンだよ」といった話は結構出てきます。

しかし、最後に訪問看護に行ったら、そこでは看護師さんたちはすごく生き生きしているのです。私が入った訪問看護は、定年退職された方たちを再雇用でほとんど使っていて、患者さんとの関係をつくるのが上手な人たちが入っていました。彼らは本当に生き生きとお仕事をされていて、まったく病棟のなかの姿と違います。もちろん患者さんの姿はさらに異なりました。みなさん気ままといえば気ままですがたくましく生きていらっしゃいます。ちょうど私が訪問でもお宅にうかがって、その後調子が悪くなって救急病棟に入院した患者さんを両方の場で見る機会もあったのですが、そのときの患者さんの姿は全然違うのです。

そういうのを見ていると、何が起こっているのかをまず把握することすら難しくなって、苦痛になってしまったちょうどそのときにオープンダイアローグに出会いました。特に訪問看護のダイナミズムを考える手がかりになると直感しました。

斎藤――病院の矛盾ということはおっしゃるとおりです。一応治療機関という名目にはなっていますが、実際にはさまざまな医原性の問題をつくり出す場にもなっている。とりわけ中井久夫さんが指摘するとおり、今われわれが知っている慢性期の統合失調症の病像は長年の収容主義がもたらしたものである可能性がある。もし最初から薬も使わず、入院もさせないで統合失調症を診ていたら、まったく異なった経過になるのではないか。それこそクレペリン以来言われてきた統合失調症のプロセス自体が、収容環境の影響を大きく受けたものなのかもしれません。放置すれば進行するという定説についても、多くの反証があります。いわゆる「牧畜業」ではありませんが、薬物で沈静化して壁の中に閉じ込めているわけですから、慢性病棟は無風状態と言ってもいいような静けさがずっとあります。これでは看護というよりは管理じゃないか、とやりがいをなくす看護師がいても不思議ではありません。

村上 体重を量ってお小遣いをあげる毎日のように……。

斎藤 社会復帰を積極的に考えている病院は少なくて、閉鎖病棟はそういうことをまったく考えずに一日のルーティンをこなしていくだけというモデルでも、「よい病院」と評価されてしまうようなところがまだあります。それから宇都宮病院がいまだに存在するように、どうしても一部の処遇困難者を預かってくれる病院が必要とされざるをえない構造もあって、誰もそこを正面切って批判できない矛盾もあります。そこに勤める看護師さんが苦悩を抱えるというのはよくわかります。

日本の精神科救急外来では、今も受診患者はとりあえず隔離・拘束するのがルーティンみたいになっています。これも本当は問題なんですね。救急外来に勤めている知り合いの精神科医が急性発症の統合失調症患者にオープンダイアローグ的な対応を試みたところ、隔離・拘束率が減ったという喜ばしい話を最近耳にしました。もちろん入院を前提としたオープンダイアローグというのは本当は矛盾なのですが、日本の現状ではそうも言っていられない。「とりあえず隔離しなくて済みました」というだけでもよい変化ですから、そこは個人的には歓迎しています。

対話できる人に対話しない、あるいは隔離しなくてもよい人を隔離せざるをえないという、制度上・システム上の問題がいろいろあって、そのなかで村上さんが書かれているように、看護婦さん独自の「プラットフォーム」を制度のなかで個別につくっていく。そういうカルチャーが育ってこざるをえなかったのかなという感じがあります。本当だったら、そういうものをもう少し共有できるプラットフォームができるはずなのですが、それは制度が阻んでいるという感じなのでしょうかね。

村上　今は制度から逃れたところで編み出される名人芸で、個別に伝承されることもあったりなかったりするというレベルで終わっているのかもしれません。もちろんそれぞれの看護師さんが個性を磨いてオリジナルなスタイルをつくる必要があるからでもあるわけですが。

斎藤　一代限りの名人芸になってしまうのですよね。

治癒論なき精神病理学

斎藤　話は少し変わりますが、先ほど現象学的な精神病理学を本から学んでその知識に基づいて現場に赴いたということでしたが、どのあたりの本を読まれたのでしょうか。

村上　他の哲学研究者と同じように木村敏先生から読みはじめました。留学先で知ったため、初めて読んだテキストは、仏語訳のものでした。そのとき精神科医になった旧友が花村誠一先生の論文を送ってくれたりもしました。そのあとブロイラーから始まってブランケンブルクやらひととおりは読みました。先ほどお話しした精神科病院でのフィールドワークの前に、ひろく看護実践を学ぶようになったあたりから、精神病理学の視点に違和を感じるようになってきました。どなたかを批判するというよりは、精神病理学は視線の取り方が大学病院の診察室というものすごく抽象的な空間で、患者と一対一で抽象的に出会った場面で患者にレッテルを貼る——それこそｆＭＲＩで画像を撮るのと同じようなかたちで哲学の概念で分析するという営みなんだなということに気づきました。患者さんはあくまで研究対象というモノです。

ところが実際に訪問看護に出てみると、患者さんたちは地域のなかでいろいろ葛藤があったりしながら独りであるいは家族と暮らしています。白い壁に囲まれた診察室ではなく、たとえば万年床のゴミ屋敷のなかで悠々と暮らしていますし、あるいはきれいに整頓されたお部屋でお茶を出してくださった統合失調症の方もいました。妄想も強い一人暮らしの方でも、近所のお店でつけで食べたり床屋さんにお金を借りたりしていて、ＰＳＷ（精神保健福祉士）の方が「地域の生活保護」と呼んで笑っていました。つまり診察室のなかでの一対一ではなくコミュニティのなかでは別の姿が見えてきます。そして看護師さんたちは（客観的に症状を分析するのではなくて）患者さんの状況にいっしょに巻き込まれながら援助しています。そういう生活場面の患者像と、精神病理学のテキストに書かれている患者の像とはまったく接点がなくて、今まで勉強してきたことは何だったんだろうと本当に大きなショックでした。

斎藤　ブランケンブルクなどもそうですが、私から見て、彼らはすごく理想化・抽象化された精神病、特に統合失調症のイメージを構築してきたわけです。

八〇年代にいわゆる統合失調症ブームみたいなものがあって、『現代思想』でも「精神分裂病」関連の特集を組んだりしていました。「ここに人類の究極のアポリアの一つがあるのだ」といった勢いでした。『季刊思潮』という雑誌もありましたが、そこで柄谷行人と中井久夫、木村敏、安永浩という錚々たるメンバーの対談があったりして、「分裂病は固有名の障害である」などと思想的文脈で語られていました。当時のドゥルーズ人気なども、こうした統合失調症イメージを強化したところがあります。結果的に「分裂病」は、崇高なる究極の他者みたいな位置に祭り上げられ、逆の意味でのラベリングになってしまった。恥ずかしながら、私も一時期この考えに毒されていました。象徴的なのは「プレコックス感」という概念で、「分裂病臭さ」などとも言われますが、ベテランの精神科医は統合失調症を顔の表情だけで瞬時に診断できるとされていました。一〇〇%否定できないところはあるのですが、その感覚の一部は薬物に起因する表情の乏しさなどによるところもあって、診断手法としてはもう過去のものです。ともあれ、もし精神病理学が「統合失調症は爪先から頭のてっぺんまで徹底して他者化された存在である」という捉え方を捨てられず、「自明性の喪失」とか「生ける現実との接触の喪失」といった欠如としての病理に注目し続ける限り、理論はいくらでも出てくるでしょうが、治癒のイメージは貧困なままでしょう。せいぜい「その病理がなくなったら治癒だ」というトートロジカルな話になってしまうのです。

村上　そもそも治癒論がないですよね。

斎藤　ないのです。そこに『治癒の現象学』(講談社、二〇一一年)というかたちで村上さんが参入されたことは、私としては虚を衝かれたというか、新鮮な驚きがありました。

これまで精神医学は「治癒とは何か」について積極的に語ってこなかったと思います。近年「レジリエンス」や「リカバリー」などの概念が注目されてはいますが、それはまた別の文脈ですね。フロイトの「愛することと働くこと」というイメージはありていに言って凡庸すぎますし、ラカンだって「治癒とは忘却である」「治癒とは分析主体が分析家になることである」などという消極的な規定しかできていない。治癒という、いわば折衷的な状態について、病理を語るのと同じ鋭さで記述するのが難しいのはわかりますが、結果的にそれらの理論は病理に照準しすぎてしまうような視線を鍛える結果になってしまったのではないかという反省は大いにあります。

これを言うとものすごく怒る先生方がいるのはわかっていますが、私はひょっとすると内因性概念が諸悪の根源かもしれないと考えています。内因性は深遠な概念のようでいて、もちろんバイオマーカーは存在せず、つまるところ「内因が存在するはずだ」という印象論の域を出ないのです。この人は心因性の水準よりも深く病んでいるから内因性だという話で、これもトートロジーですね。この言説は「内因性疾患には精神療法が無効」「内因性疾患には身体療法（薬物療法）しかない」という結論に結びつきやすい。こういう観念が蔓延している場所では、オープンダイアローグのような手法はおそらく受け入れられがたいでしょう。

余談ですが、日本でラカン理論が精神分析ではなく精神病理の文脈で受け入れられた理由の一つが、彼のパラノイア論でしょう。人間を精神病と倒錯と神経症という三つの構造に分類し、統合失調症では「去勢」が排除されているといった断言は、内因性概念にたいへん親和性が高かったのです。もちろん私も飛びついた一人ですが、当初からラカンの精神病論はあまり評価していませんでした。ラカンはそのパラノイア論のヒントを得たサルバドール・ダリと同様、「精神病に憧れる神経症者《ナルシシスト》」という側面があったと考えています。「去勢の排除」は、たしかに魅力的な発想ですが、最終的には、それこそ「排除の思想」を強化するところがあると危惧しています。

村上――逆に私はラカンはポジティブに使えるかなという気がしています。これについては後でまとめてうかがい議論したいと思います。

その前に斎藤さんがおっしゃったことは私もまったくそのとおりだと外野から思っています。結局精神病理学は脳科学が統合失調症を見る目と同じ視線なのです。プレパラートの上に乗せて見ていた。医療者が巻き込まれていないのです。ごく一部、たとえば中井久夫さんや樽味伸さん、杉林稔さんなどは違う気もしますが、いわゆるメジャーなラインの現象学系の人たちはそうだったのだろうなと思います。

斎藤――中井久夫さんに関して言えば、病理だけではなく健康な部分に一貫して目を向けてきた例外的な存在だと考えています。プレコックス感についても、異常の徴候ではなく、こちらのナルシシズムが傷つけられるサインだという言い方で解きほぐしていましたね。ただ中井さんは統合失調症が好きすぎるので（笑）、どうしても統合失調症をある意味で特権化してしまっている印象は否定できません。

村上 ただ中井さんだけが寛解から議論をしています。

斎藤 それこそリカバリー概念を先取りしたような、明確な治癒イメージもありました（『世に棲む患者』など）。あの寛解論も、コンラートの発症過程論に触発されつつ発想は真逆で、病棟のなかで患者に寄り添いつつ、繊細な視線で回復過程を見つめていった経験が元になっています。疎通性が十分維持できるはずだという確信に基づいて、時に薬物を使わないで妄想が改善したケースも、「個人症候群」という言い方ではありましたが報告しています。あの世代では例外的に、統合失調症を治療可能な存在であると強調された方ですね。

しかしやはりある種の角度から読み進めると、「統合失調症すげえ」みたいになってしまうところがあります。発症初期の体験描写など、あまりに迫力がありすぎて、「こんなとんでもない経験しているなら対話では手が届かないな」と感じざるをえない。もちろんその一方で急性期の患者をいかに安心させるかにこころを砕いているところはさすがです。まさにオープンダイアローグは発症初期に介入する技法ですから、そういった意味でも中井さんのご意見もうかがいたいなと思っています。

村上 私自身、病院に入り訪看に行って気づいたことですが、たとえば幻聴がものすごくあってずっと独り言を言ってフラフラしているおばあちゃんであっても、ふと我に返ると私に飴をくれたりするのです。そういうものを掴まえることで、看護師さんたちもそこから動かしていけるわけです。そういうものに対する議論が今までなさすぎたように思います。

斎藤　せいぜい二重見当識くらいですかね。それ以上の健康な部分のほうが実は多くを占めている可能性についての議論は乏しい。これも「理想的な他者」化がもたらす弊害ですね。

しかしこれからは統合失調症も対話可能な存在（当然ですが）とみなすほうにシフトせざるをえないと思います。精神分析でもそうですが、病跡学などでも統合失調症的な創作物を特権化しすぎたきらいがありました。私も学会員ですし他人事ではありませんが、映画であればデヴィッド・リンチであるとか、文学ならカフカであるとか、「並大抵の狂気では追いつかないようなすごい表現である」と表現したいときに、「統合失調症的な」という形容詞を使ってしまうという作法はまだ残っています。これを全否定する気はないのですが、そこだけ言いすぎてしまうとラベリングに等しいことになってしまい、ますます手が届かない存在になってしまうという懸念は大いに感じています。

これからはむしろ、吉田戦車やリンチみたいにまったく健康な人でも統合失調症的な作品がつくれるという事実を強調しつつ、当事者の個人病理と創作物の印象がしばしば乖離するのはなぜかという問題に照準していくことを考えています。それでもやっぱり、精神病の「聖なるスティグマ」性が残ってしまう可能性はある。私が大会長を担当した二〇一六年の病跡学会では、あえて「健康生成」をテーマとしました。病跡学も「治癒」や「天才のレジリエンス」について検討すべき時代になったと考えています。

対話可能な他者

斎藤　オープンダイアローグの手法がインパクトが大きかったのは、「急性期に対話で介入したら治ってしまいました」というエピソードですね。特に幻覚・妄想だけは無理だとほとんどの精神科医が思い込んでいるのですが、実はそうでもないということを私もすでに何例か経験しています。そうした経験に依拠しつつ、生物学偏重主義や内因性主義に対して批評的に対峙したい。

村上　私もどうなるのか聴いてみたいです。

斎藤　認知行動療法などでもそうですが、前提として重要なのは治療者の楽観性なんですよね。「なんとかなる」と思ってかかわるのと、「この症状は難治性だ。インテンシブな薬物療法しかないだろう」と思ってかかわるのとでは、やっぱり反応が違ってくるということがあります。こちらのそういった思いに患者さんも反応してくれる感じがすごくありますね。

オープンダイアローグの手法を知ってから思ったのですが――これも悪しき弊害なのですが――、精神医学の教育では「妄想や幻覚を聴いてはいけない」とされています。聴くと強化してしまうという誤った通念がある。だから基本的には「聞き流しましょう」というのが慣例です。中井久夫さんですら「僕は経験したことがないからわからない」というのが基本姿勢です。しかしオープンダイアローグの場合は、いわゆるコラボレーティブ・アプローチの発想から、「異常体験」も「強い興味と好奇心をもって聴く」ということが強調されており、それは本当に重要です。この視点で聴いていくと患者さんは明らかに変わってくる。症状が消える場合もあるし、幻聴などは明らかに減っていきます。完全に消えた事例があったらここで自慢したかったのですが、今診ているケースは慢性期の患者さんで、もう一歩、というところです。たとえば、夜中に「家族の声で幻聴が聞こえた」と言って怒り出して、家族を叩き起こして、納得するまで寝かさないということを繰り返していた人が、まず発作的な幻聴が消えて、今は断片的な幻聴と、雑踏のなかに入ったときにちょっと聞えてくるぐらいのレベルにまで改善しているというケースがあります。このケースでは、毎回幻聴の話を詳しく聴くと、彼自身が自分で解釈を始めるのです。まず自分で「幻聴」という言葉で表現しますし、症状に対して違和感があるわけです。その状況でなぜ幻聴が聞こえたのか解釈するのです。多分この状況で自分はこういう思いでいるところに笑い声が聞えたのでそういうふうに聞こえたのではないか、と。これはまさに「当事者研究」ですよね。あるいは「当事者精神病理学」です。知的な患者さんなので、これがすごく精緻に展開される。そういう前提で話を聴いていると、対話が成り立つし、「発生的了解」ができるという感じになっています。

ヤスパースの了解概念にしても、結果的に「了解不可能」という壁を正当化してしまうところがある。了解のツールとしてせいぜい「共感」ないし「説明」しかなくて「対話」がない。今なら言えますが、「ちゃんと聴いていないだろう。聴いていれば了解できるはずだ」ということです。了解不可能というのは単なるレッテルであって、たいていの妄想は成り立ちをちゃんと聴いていけば「了解」できます。今は精神科医の姿勢も徐々にオープンになってきているのと並行して、患者さんの妄想も軽くなってきているので、両者が割と一致しやすくなってきているのです。

たとえば幻聴の内容だけ聴くと、急に「頭!」という言葉が聞えたと言う。ここだけ聞いたらやはり異様な印象を受けるので、以前なら「了解不能」と決めつけていた可能性がある。でも一歩踏み込んで「どうして『頭』と聞こえたの?」と聴くと、ちゃんと答えてくれる。その患者さんは「頭が悪い」だとか自分を卑下する言葉の断片が聞こえてくるということなのです。そう返されると、「なんだ、そういうことだったのか」となります。

成り立ちを共有することは結構重要なことで、そういうふうにダイアローグのなかで発生的了解を共有し始めてくると、幻聴が減ってくるのですね。行動記録表に幻聴の頻度を記入してもらっているので、これは印象論ではありません。これはただ不思議としか言いようがない。ただ、精神療法の成り立ちとして、もともとフロイトが患者のアンナ・Oの言葉に触発されて発見したのは、無意識における葛藤や欲望を言語化すると症状が消失するという事実でした。いわゆる「トーキング・キュア」ですね。これが精神分析の始まりです。この発想は今も精神療法の伝統のなかに息づいています。たとえばPTSDの治療などはその典型ですが、それだけではない。言語化に次いで治療を促進する契機が「共有」なんですね。この共有の人数は多いほうがよいというのがポイントです。

ここに個人精神療法の限界があります。個人精神療法だと、ほとんど自動的に二者関係の権力構造のなかの共有になってしまいます。この共有はおそらく「共有」とは呼べないものなのです。それが複数でやると、本当の意味で共有になるのです。これはオープンダイアローグで初めて経験したことで、臨床家として新鮮な驚きと感動を経験しました。同時に、二者ではどうしても共有に至りえないということが、個人的にははっきりわかったつもりです。

村上　私自身も訪問看護で見ていて、二人訪問で入っていて患者さんが変化していくのを見ていました。もう一つ、MY TREEという虐待加害者のグループ回復プログラムのフィールドワークも二年前からしています。多くの参加者が、ご本人も被虐だったりDVを家で受けている方々でいろいろな診断名がついているのですが、カウンセリングや投薬を受けても効果がなかった人たちです。それがグループワークでお互いの加害と被害の経験を赤裸々に語り合って共有し、さらに保育園や児童相談所なども含めたソーシャルネットワークのサポートがあると、大きく変化していくのです。複数の他者との対話のなかでだからこそ可能になる変化があることを目の当たりにしています。ですから、一対一という今までの精神療法の構図は根本的に出発点が違ったのだろうと思います。

斎藤　そうですね。個人精神療法という一つの文化がデフォルトの形式になってしまっています。臨床心理士などがオープンダイアローグに抵抗を感じるのは、一対一のフォーマットを崩したくないという理由が大きいでしょう。ここには教育の問題もあって、単に治療チームを経験すれば済む話なのですが。

そもそも個人精神療法文化というのは、五〇〇年前のカトリックの告解室まで遡れるでしょう。罪の告白ですから、当然人に聞かれたくない。これはこれで仕方なかったわけですが、この形式をそのまま精神分析が踏襲してしまった。そして、いつの間にかこれが精神療法の基本フォーマットになっている。しかし一対一である必要性は、秘密と恥の問題くらいしかないですよね。

オープンダイアローグのネットワーク・メンバーは、秘密が多少共有されても構わないメンバーというのが前提になっています。治療チームは当然守秘義務を負っていますから、守秘性の話はクリアできる。だから、いざ対話を始めてしまうと、結構みんなあっさり受け入れてしまいます。私はこの治療チームという発想だけは、なんとかもう少し早く普及させたいと考えています。

これはほとんどパラダイムシフトと言ってもいいような経験で、いかに個人精神療法というものが制約と副作用の多い文化だったかとつくづく痛感しています。ただし全否定はしません。一部それが必要な領域はありますし、たとえば効率よく認知行動療法をやろうと思っているのだったら、一対一のほうがよい場合もあるでしょう。ただ、治療チームでネットワークを修復するという発想のほうが遥かに効率がいいし、うまくいく。そういうことがオープンダイアローグにおける普遍性の一つと言ってもよいと思います。西ラップランドの治療文化と捉えてしまうと、そうした普遍性が見えなくなります。実際にやってみて思うのは、治療チームには未知の可能性があって、やれることはいくらでもあるということなのです。

村上――グループの重要性に関して、MY TREEのフィールドワークとオープンダイアローグから私がもう一つ気づいたのは、「ホールディング」（抱っこ）というドナルド・ウィニコットの概念についてです。母親が赤ちゃんにアジャストして、全面的に幻想を満たして万能感を実現するということです。一般には依存関係として理解されているのですが、実際には少し違うものだということに気づいてきました。ホールディングという「支え」はそもそも世界と出会うための「基盤をつくる」ということであって、それは実は依存ではないのだということです。依存ではないかたちで困難な出来事とも出会い、自分を支えるための構造というものをグループがつくってくれる（MY TREEの場合オープンダイアローグと似て、ファシリテーターのチームがさらに外から支えているのですが）。私の出会った場面では、外傷的な経験を語り合って共有するグループであるがゆえに、加害や被害の経験を初めて自らのものとして受け止めることが可能になっていました。実践上大事なことは、「世界へと直面するための基盤」は、生活のただなかで複数の人との関係によってしか作れないということです。一対一のカウンセリングも、それ以外のソーシャルサービスがつながっていないと「基盤」にはなれずに「依存」になりがちです。

斎藤　おっしゃるとおりです。依存は二者関係で一番こじれるのです。これを別名「転移」と言うと、私は嫌がらせみたいなことを言っているのですが。

これも物議を醸すかもしれませんが、私は「転移」という精神分析の基本概念はもういらないだろうと考えています。そもそも転移をまともに扱える分析家がまずほとんどいないでしょうし、まともに扱ってうまくいく機会も、これだけ精神分析的な知識が普及し心理学化した社会においては、非常に限られていると思います。なにしろ患者のほうから「転移しちゃいました」と言われますからね。そういう関係性がもたらすメリットは何があるかといえば、もうほとんどない。これは二者関係だからこそ生じる感情なのです。チームでやるとほとんどそういうことが起こらないので、逆にこちらが解放されます。無駄な転移感情を起こすまいと思うから、いわゆる「中立的立場」とか「感情中立性」とか言うことになってしまう。

村上　巻き込まれないように、となってしまいますよね。

斎藤　でも巻き込まれたほうがよいのです。安全に巻き込まれるためのチームなのです。これは本当に、発想の一八〇度の転換です。

巻き込まれても安全なのはチームだからであって、患者さんもそういうチームとの関係のなかで、まさにホールディングの環境に置かれることで安心するから、暴力が自然に出にくくなってくるのです。暴言は多少出ることはあっても、暴力は非常に起こりにくくなります。急性期の人にオープンダイアローグができるのかということはよく聴かれるのですが、それは暴力を心配しているからでしょう。しかし、実は暴力そのものは統合失調症の症状ではないのです。妄想的な怒りがまずあって、それを周囲が否定したり批判したりするから、追い詰められて暴力に及んでいるわけです。暴力が起こる瞬間は、妄想が否定されたり、これから強制的に隔離拘束するぞみたいなムードがあったり、そういう局面にほぼ限定されると私は自身の経験から思っています。こちらがしっかり話を聴こうという姿勢で臨めば、暴力はまず起こらないし、起こりそうになっても沈静化できる。こういう手応えはあります。

村上　それは大きいですね。

斎藤　チームの力は本当に大きいのです。こういう簡単な方法をなぜ今まで気づかなかったという悔しさはありますね。こんなことを言うと、オープンダイアローグ・ネットワークの人に怒られるかもしれませんが、チームといっても全員がトレーニングを受けた人たちである必要は必ずしもなくて、一人経験者がいればなんとかなるという感触も得ています。私が今オープンダイアローグ（的面接）をやっている仲間の一人は、まだ臨床一年目だったりします。チーム医療はそういう人の研修機会にもなりますので、こういうメリットは是非広げたいところです。

村上　暴力の部分はおそらくみなさん現実的に一番気にされていますよね。

斎藤 すごく気にされていると思いますが、全然大丈夫です。こちらが何がなんでも押さえ込もうという強い意図を持っていない限り、暴力は必要なくなります。もちろん大人が複数いたら振るいづらいという物理的な効果もあるのですが。要するに、追い詰められた状況にいる人をさらに追い詰めようと説得などしたら、そりゃあ暴れますよという話です。もっとちゃんと話を聴かせてほしいという姿勢さえしっかり持っていれば、暴力は意外なほど起こらないという事実をまず知っていただきたい。先ほどの精神科救急のドクターの経験などもまさにそういうことだと思います。暴力が収まらなければ、今の日本の医療制度のなかでは自動的に隔離・拘束になりますから。対話が成り立って落ち着いていたら、とりあえず隔離はしないで様子を見ましょうとなるのは当然のことなのです。

村上 先ほど斎藤さんがオープンダイアローグを実践されているところのお話のなかでチラッとおっしゃったのは、幻聴と妄想の激しいとき、その話を聴いていくと、実は患者さんが実際に不安に思っている生活上の問題と直結しているということでしたよね。

斎藤 そうですね。これについてはセイックラも詳しく書いています。

村上 私も訪問看護を見学しているときに、こんなことがありました。妄想が激しくなってしまった患者さんの話をゆっくり看護師さんがうかがっているうちに、「実は生活保護のお金が切れてしまって、次にもらえるまでにまだちょっと日にちがあるのが不安だからだ」とわかってきたのです。一聴すると突飛に見える妄想は、実はお金の心配に由来していました。その部分についてはいかがですか。

斎藤 まったくそうで、だから了解概念はマズいと言いたいのです。「了解不能」というラベリングは徹底して禁欲されるべきです。了解する努力をダイアローグを通じてとことんやるべきで、そうすると「意外にできる」ということがわかってくると思います。特に、発症初期などは本当にわかりやすいと思います。セイックラの事例などもそうですが、どうしてこういう妄想を持つに至ったのかという流れが初期ほどわかりやすくなっていると思いますし、その原因は生活上の不安だったり、家族関係だったり、割と身近で日常的な経験に基づいている可能性が高いと思います。

別のケースですが、統合失調症と診断されていた人で「親に毒を入れられている」と訴えるケースがありました。よくよく聴いていくと、かなり抑圧的な親の下で暮らしていて、宗教的な葛藤もあったりする。「これだったらそういうことも考えるだろうな」と思わざるをえない状況があるということがだんだん見えてきました。「『親が毒を入れる』だとか、『通りすがりの人が自分の笑い話をしている』だとか、そういう話ばかりしているので困りました」と言われたら、一〇年くらい前の私だったら「これは了解不可能だし、暴力があるケースだから、いったん鎮静のために隔離・拘束せざるをえない」と判断したでしょう。しかし、話を聴いていくと、だんだんそこが解体してきて、患者さんの怒りが整理されていく。まだ症状は続いているのですが、妄想以外は普通のひきこもりの人みたいな感じ――ひきこもりの人も親を結構怨んでいますからね――と変わらなくなってくるのです。そのなかで、親に対するアンビバレントな感情、依存したいけど腹も立つみたいなところも、だんだん可視化されてくるわけです。この人など、もしチームで詳しく話を聴くという手順を踏まなかったら、ただの乱暴な統合失調症患者として医療保護入院になっていた可能性があります。

そういった意味からも、精神医療、もしくはあえて言いますが、精神病理学そのものが対話を遠ざける効果を持ってしまったのではないかという反省と懸念をすごく持っています。ここらで一回リセットするか、むしろ村上さん流の「治癒の精神病理学」をちゃんとやらないと、本当にこの方向には未来はないのではないかと思います。

精神病理学に意味があったと思うのは、慢性期の統合失調症患者に精神科医の興味関心をつなぎ止めてくれたという功績があるからです。たとえ病理に注目したかたちであれ、寄り添おうという気持ちをもたらした点に意味があったということは否定しません。ただ、理論が精緻化すればするほど、「究極の了解不能の他者」という一種の理念化が生じてしまったことは否定できません。

ひきこもりとオープンダイアローグ

村上　今斎藤さんは、ちゃんと話をうかがっているうちに統合失調症の方がひきこもりみたいに見えてくるとおっしゃいました。斎藤さんはずっとひきこもりの臨床をされているわけですが、去年少しお話をしたときにも、ひきこもりにもオープンダイアローグはいけるとおっしゃっていましたね。

斎藤　ひきこもりは本当に典型的なネットワークの問題です。取り巻いている家族や親族との葛藤のなかで、「蜘蛛の巣」にひっかかってもがいているような状況です。ですから、ネットワークさえ修復できれば、確実に改善することはわかりきっています。

医療モデルだと、ひきこもり当事者に変なサプリを飲ませたりだとか、運動させたりとか、個人病理に照準した発想しか出てきませんが、一番手っ取り早いのはネットワークごと修復することなので、まさにオープンダイアローグが打ってつけなのです。

ただ一番の問題は、ひきこもりには「急性期がない」ことです。ですから、介入が難しいのです。オープンダイアローグ発祥の地・ケロプダス病院のスタッフは、「急性期には窓が開いている」と表現しています。それはそのとおりで、同様のことを神田橋條治さんも言っていました。神田橋さんは統合失調症の治療において「自閉の利用」を提唱した方です。その人がなんと言うか聞いてみたかったのですが、「一番開いているときだから有効なんじゃない？」とあっさり言われてしまいました。さすが名人ですね。「開いている」とは身体で言えば免疫力が落ちているということ、言い換えれば他者に対する拒絶能力が落ちているということですから、一気に介入すると受け入れてくれるのです。まさにそのような事例を経験しました。たまたま親が「今日治療者が来る」と言いそびれていて、結果的に患者さんの寝込みを襲うことになったのですが、朝、三人で訪問したら「なんだ？」という表情で驚いてはいましたが、それでも対話が成立したのですね。引っ張り出して病院に連れていくとか、説得しにきたわけでもなくて、「ただお話を聴かせてください」というつもりで来たということがわかると、むしろ饒舌に語ってくれ、初回からすごくよい対話ができました。治療契約も結べました。

オープンダイアローグに関しては、いわゆるインフォームド・コンセント的な契約は逆効果かもしれません。つまり、「今日はこれからこういう治療をやります。こういうメリット／デメリットがありますけれど、よろしいですか？」と聴いたら、誰もオープンダイアローグをやりたくなくなる。しかし、いきなり始めてしまうと成立してしまうんですね。それで一時間ほども対話をしてしまうと、「じゃあ次回また対話しましょう」という約束が成立してしまう。これをもって契約とみなすという発想ですね。ある種の事後承諾であり、これはこれで許容範囲であろうと考えています。精神医療は急性期患者に対してはかなり暴力的な処遇を現在もしていますから、精神医療内部から批判されるいわれはないし、倫理的にも許容範囲であろうと考えています。最初の介入の暴力性（予め合意なしに介入すること）について批判する人はきっといると思いますが、そこは「治療的お節介」の範囲としてご寛恕いただきたい。

村上――入院させるのとは逆ですからね。

斎藤――暴力性を鋭く厳密に論じたい人たちからは、いきなりの訪問や介入は暴力だと言われてしまう可能性はたしかにあります。そこは「あとで本人も納得しているし、入院や薬物なしに（あるいは最小限で）寛解に持ち込むためなので、よしとしてください」とお願いするしかありません。

急性期で精神運動興奮にあった人でも、最終的には治療契約に同意していただけますが、じっとひきこもっている人は、訪ねていってもドアすら開けてくれない可能性があります。ひきこもっている人も家庭内暴力をするケースはありますから、そうした緊急時に一気に介入することはできるかもしれません。初回だけでも成立すれば、その後はまさに「なんとかなる」と思います。

私が経験したひきこもりのケースでは、個人精神療法で診た場合には社会参加まで通常二～三年かかるコースが、半年にまで短縮できました。これは本当に予想以上の成果でした。ひきこもりもそうですし、むしろ家庭内暴力ケースのほうが介入しやすいかもしれませんね。

村上　そうすると、どうやって入っていくかというところだけクリアできればうまくいく。

斎藤　そこだけクリアできれば、ひきこもりケースに関しては確実に有効な治療法になります。たとえば「レンタルお姉さん」が訪ねていって、個人精神療法モデルですったもんだするよりも安全です。そういう支援はありていに言えば、異性の魅力を利用して引き出す、という要素は否定できませんから、二者関係では危険すぎるのですね。むしろ二人か三人以上のスタッフで訪問し、対話だけして帰ってくる。これを繰り返すことができれば、確実に改善するだろうということは確信できました。

すでに一部のひきこもり支援団体などがオープンダイアローグに注目して講習を希望してきていますが、すでにある訪問モデルのなかに取り込んだら確実に有効でしょう。有効であるばかりか効率がよいのです。個人精神療法がコンピューターの逐次処理だとすると、一気に並列処理モデルになった印象すらあります。複数というのはそういう意味もある。時間もかからない。一人あたりに換算して延べ時間で考えても短縮できるのです。私に限って言えば、個人精神療法はあっという間に二時間・三時間経ってしまう傾向があって、それがよい結果につながるとは限らないところに非常に徒労感があります。オープンダイアローグに関して言えば、同じかそれ以上の効果が一時間程度で達成できるという手応えがあります。

今のところ逆に隙がなさすぎますね。批判する余地がほとんどない。あるとすれば、制度的な制約と、今の保険診療のもとでは診療報酬が十分得られないことくらいです。副作用面から考えても、いわゆる治療には必ず負の側面があるはずなのですが、さすが八〇年代から試行錯誤をして練り上げただけのことはあって、本当に隙がないです。これはやればやるほど感じます。

オープンダイアローグの展開

村上 あとはどうやって広げていくかですよね。きちっとトレーニングをしたかたちで導入するのか、それともオープンダイアローグの発想を取り入れていくというかたちにするのか。

斎藤 幸いセイックラたちはそのへんもオープンで、「どんどんやってみれば」という感じです。トレーナーの資格については今年からヘルシンキで研修コースが設立されましたが、資格制度が整うまでは「オープンダイアローグ的な面接」でやっていくということになるでしょう。ただ、それだけでも十分有効なことがわかりましたので、当面はそういうかたちで普及を図りたい。

今もう一つ考えているのは、日本には対話の場を持っている専門職が非常に多いということです。訪問看護などはまさにそうですし、福祉関係・教育関係を含めて対話をする場面を持っている人はたくさんいるわけですから、彼らが対話する際の手法にちょっとでも取り込んでもらうだけで違ってくる。医療よりもむしろそういう支援現場・教育現場でチャンスがあるのかもしれません。

そういえば先日は、大阪弁護士会に依頼されてレクチャーをしてきました。弁護士会でも実は精神障害の事案をいっぱい抱えていて困っているというのですね。それで是非教えてほしいと。やってみたら非常に好評で、早速やってみたいとのことでした。司法とは馴染みがないかなと思っていたのですが、修復的司法をはじめとして、意外なほど使える場面が多いのかもしれません。

このように、むしろ急速に外堀が埋められて、精神医療だけ後から付いていくような状況になりかねないような動きになっています。

村上 その広がりはすごく感じます。大阪で催しをしたときもさまざまな職種の方が集まっていました。

斎藤 関心が急速に広まってきていますよね。これから何らかのかたちで拡散し定着するだろうという予感はあります。すでに臨床でも二つの訪問主体のクリニックがこの手法を実践に採り入れています。一つは森川すいめいさんの「みどりの杜クリニック」で、そこでは認知症を中心に訪問活動を行っています。「器質性疾患だから治らないだろう」と言いたい人もきっといると思いますが、そんなことはないのです。たしかに認知症そのものは治らないけれど、いわゆるBPSD（周辺症状）としての妄想や幻覚は改善する。認知症の人もネットワークがあって、家族間の葛藤を抱えているわけですが、そこは対話で改善できるのです。そうすると、それに対する反応として生じていた症状が消える。ここについてはまだフィンランドでも報告が少ないのでかなり画期的なことだと思います。

まだ治療経験はありませんが、発達障害にも「有効」ではないでしょうか。一番期待しているのは、あまりにも誤診、偽陽性が多すぎる現状を変えられるかもしれないことです。今日本は空前の発達障害バブルで、大人の発達障害にまで外延を広げすぎてしまって、何でも発達障害に還元するという困った方向に行っています。典型的な誤解は「空気が読めないやつは発達障害」というレッテルです。でも実は空気読みはあまり関係なく、どちらかというと共感性の乏しさのほうがポイントです。その二つは実は真逆で、空気は読めなくても共感力はあるという偽陽性の人と、ペルソナをつくってしまったから空気読みはできるけど共感力がないという本当の発達障害の人との区別をしやすくなるのではないか。

オープンダイアローグは、そういった意味では、別の「空気」をつくり出します。

村上　「別の空気」とはどういう意味でしょう。

斎藤　日本で言う空気とは、発言を封じる空気ですよね、「空気を読んで発言を控えました」という例に典型的なように。そうではなく、オープンダイアローグは発言を促す空気を醸成しているのです。自分が「変なやつ」と思われている空間──診察室や教室や職場──では、振舞いがどんどん発達障害っぽくなってしまいます。そういう意味で「つくられた発達障害」が結構あると思うのです。ある職場で「変なやつ」扱いされていたので挙動不審になってしまったという人が実際に結構います。そういう人に産業医が会ったりすると、「これは発達の問題ですから、職場で配慮してあげてください」ということになってしまうのですが、転職したらガラリと変わってうまくいくこともある。要するに場面を変えることで消える特性は、発達障害とは無関係なのです。

オープンダイアローグは、場面を変えることなくしてその人のいろいろな特性やコミュニケーションのモードを引き出しうる空間だと思います。オープンダイアローグというコンテクストはあるのですが、可能な限りポリフォニックでオープンな空気を醸成しているはずですから、そういう空間でその人の多様な側面を引き出すことができれば、発達障害特性でないコミュニケーションのパターンが見えてきやすくなる。それが見えてくると、医療者の側も安易な診断はしなくなるという可能性を考えたいのです。

村上　そのとき「本当の」発達障害の方たちはどうなるのでしょうか。

斎藤　そこは未経験なので、これから事例を重ねていきたいところです。おそらく何がしかの認知障害や行動特性が出てくるだろうと思います。ただし、もっと了解可能なかたちで。そうなってくると逆に発達障害診断に厳しい人からは「見逃している」と言われるようになってしまうのかもしれません。どうしても健康な部分のほうに注目しますからね。しかし健康な要素を引き出すということは別にデメリットではないと思いますし。いずれにしても、その人が困っていることがはっきりしやすくなってくるのではないでしょうか。先ほど話題になった、統合失調症の人が実は現実的な問題に悩んでおり、表現がたまたま病的だったにすぎず、悩みの構造自体は共有可能である、というのと同じように、発達障害に関しても見えてくるものがあるのではないかと期待はしています。

フィンランドでは依存症に対してもオープンダイアローグが実践されているようですね。どれだけの効果があるのか、情報が少ないのでまだわからないのですが、たとえばDVや虐待など、ネットワークが問題になるものに対しては有効であろうとは思っています。加害者男性の自助グループもよいのですが、やるのだったら可能な限り妻同席でやったほうが効率的かもしれません。自助グループの限界はそこにあるのではないでしょうか。みんなで問題を共有できるけれど、一人に関して深めることがしづらい空間ですよね。個の問題として共有するという点では、オープンダイアローグにはクライアントと専門家という区別があり、そこでその人の問題をみんなで掘り下げましょうという構造があるのは強みかなと思います。

村上　そこはもう一歩新しいパラダイムなのでしょうね。

斎藤　依存症治療における自助グループの価値については、もちろん個人療法より遥かに評価しているのですが、やっぱり掘り下げ不足になってしまうのかなというところが一つ、それから私自身の経験としては、問題を中間に引き寄せてしまう傾向があるということがもう一つあります。つまり、軽症者が入ると、他の人の語りを聞いて重症化するパターンがありうるのです。自傷や摂食障害のグループだと、症状の競い合いになってしまったりとか。それすらもリカバリーという視点からするとアリなのかもしれませんが、オープンダイアローグはもう少し「治ることの価値」を強調した方法論であるところが、たとえばべてるの家やラボルド病院と若干ベクトルの違うところかなと思います。ラボルドまで過激化すると、治療者とクライアントの区別をなくしてしまいますよね。どちらかというとべてる的なモデルかなと思っていますが、わかりやすいかたちでの治癒モデルを提供しつつ、方法論としては限りなくラボルドやべてるに近い、というところが新しいところかなと思います。

村上　確認のためにうかがいますが、べてるの流れとオープンダイアローグの流れはどこがどのように同じで、どこが違っているのでしょう。

斎藤　共通しているのは、ともに一九八〇年代に北の僻地に発祥し、ミーティングを中心とした、しかも当事者に寄り添った治療モデルないしコミュニティケアであるところです。セイックラはコミュニティケアではないと言っていますが、十分それに応用可能なところがあると思いますので、コミュニティケア・モデルと言ってよいと思います。

違いとしては、べてるは当事者研究の流れから、「幻聴全然ＯＫ」みたいにしていくところがありますよね。そして当事者は自分のことを掘り下げて把握できればとりあえずそれでよしとします。その話は、あの共同体内部では全然ＯＫ、そこに留まっている限りは生産性にもつながっているところがあると思いますが、あそこ以外の場所で生活していけるかどうか――たとえば求職などのことですが――というところでちょっと弱いかなという気はします。社会モデルに適応することに価値はないという話かもしれませんが、ただそう言われてしまうと引いてしまう人も、精神医学内部や一般社会には一定数いるわけです。

オープンダイアローグのわかりやすさは、「この手法で改善しました」「再発率は二〇％でした」「社会復帰率は約八〇％でした」と、明瞭なアウトカムを出しているところです。もちろんセイックラたちのデータのエビデンス・レベルは低いという話もありますから、あれを強調しすぎると、期待外れという反動を引き起こすのではないかと懸念している方もいらっしゃいます。私も最近は、そのデータについては注釈つきでしか言わないようにしています。

ともあれオープンダイアローグの治癒ないし治療モデルに関しては、社会復帰という明確なわかりやすさを謳っています。あれがあるから一般的な精神医療関係者も関心を持てる。べてるに対して距離がある人たちは、「あるがままもいいけど、やっぱり社会で働けなきゃしょうがないよね」みたいなところで躓いていることが多いのではないかと思いますので、その価値は十分認めつつも、思い切って治癒・治療というところに踏み込んでいるところが、これから普及を促進するうえでは強みになるのかなと思っています。

ただし、オープンダイアローグは結果としてはもちろん治癒をもたらしているのですが、やっている最中、つまり治療者がシステムの一部として動いているときは、頭の中から「治癒という目標」を消しましょうというルールはあります。これは昔から、ベテランの治療者はみんな言っていたことです。つまり、治そうとガツガツするなということです。ガツガツすると余裕がなくなるからです。オープンダイアローグが大事にしているのは、「スペース」という発想です。患者さんが主体的に変化するスペースをつねに確保しておかなくてはいけないのですが、治療者の側の治したいという意図はかえってそのスペースを奪ってしまうのです。これについてはやっていてすごく実感することです。働いてほしいときに「働け」と言ってはいけないのは、そういうスペースを奪ってしまうからなのです。

村上 空間的なスペースもそうですし、時間的にも待つということが大事ですよね。

斎藤 思考の余白を残しておいて、本人がそこでああでもないこうでもないと考えて、やっぱり自分で働こうと思えたらそれが治癒への一歩なのですが、それは自発性でもあるのです。そういう自発性の余地を残すためのやりとりとして、オープンダイアローグは非常に洗練されたテクニックであると言ってよいのではないでしょうか。

村上 フィールドワークをしているなかで思ったことですが、精神科医療において残っている問題は、退院はしたけれどデイケアなり作業所なりに通っていて、就労なり復学なりというところで困難を抱えている方がものすごくいらっしゃることではないでしょうか。そこの部分はまだ手つかずというか、始まったばかりという気がします。それと斎藤さんがおっしゃった「社会復帰」ということとはつながりますか。

斎藤 結局「社会復帰してなんぼ」というところがどうしてもありますので、そういう成果が求められているということはあると思うのですが、就労支援までは治療チームの仕事ではないという区別が一応あります。

ただし、幸いなことに、最近の就労支援はいわゆる中間労働市場が膨らんできていて、福祉作業所でやらざるをえないほど重症ではないけれど一般就労には届かないくらいの人、言い換えれば時間をかけてトレーニングをすれば通常の就労まで行けるという人たちを受け入れる場がかなり整備されてきています。たとえばFDAやKaienのような、発達障害の人を積極的に受け入れる職場もあります。それから就労継続支援A型というのもあって、これは障害者枠ではありますが、最低賃金が保障された就労を目指せる仕組みがかなり充実してきている。

昔はこうした中間がごっそり抜けていました。バイトか正社員か作業所かという選択肢しかなかったのが、中間まで含めて選択肢がかなり広がってきた。そういった意味では治療目標を達成しやすくなったという変化も、ここ一〇年くらいでありますね。

村上 社会的な基盤も整ってきている。

斎藤 そうですね。かつては作業所をつくろうとすると、NIMBYISM によって必ず地域で反対運動が起こりました。ところが、小泉改革で障害の三つの区分をなくしてしまったので、障害者のための作業所といっても精神とは限らないということになり、昔よりはそうした抵抗が減ったかもしれません。それから、障害者の就労支援でも区別をしないで受け入れますから、事業所をつくっても反対運動がかつてほどは起こりにくくなりました。うまく NIMBYISM を潜り抜けながら普及に成功しつつあるというところはあると思います。

「ほどほど」さの追求のため

斎藤 しかし、やはりわれわれの追求する治癒モデルは「社会復帰すればOK」といった素朴なものでは困ります。村上さんはご本のなかでまず「楽しむこと」をキーワードとして挙げられていますね。私も、働きたいという患者に対して「趣味や楽しみを確保しないうちは待ってくれ」と言うようにしています。そうきれいにいかないケースもありますが、働き始めると余裕がなくなって、ほとんど楽しめなくなってしまうのですね。「ギリギリ働いているけれどそれ健康なの?」という感じの人が結構いまして、「だったらその前に趣味や楽しみを探してからやってみたら?」とよく言います。これはベタな楽しみのことですが、村上さんは「享楽」という書き方をされていましたよね。これはラカン的な意味での享楽でしょうか。

村上 迷っています。ラカンの享楽は死とイコールで強い意味のものですから、むしろレヴィナスの享楽に近いかもしれません。しかし、実はラカンも強く意識しています。というのも、結局ラカンが目指していたものは、楽しむこと、あるいは対人関係における何事かを望むことだと読んで悪いことはないなと思っているからです。ブルース・フィンクは享楽を二段階に考えて、社会のなかで弱められたほどほどの享楽というものも考えていますし。

これは実は精神医学というより、看護師さんの研究、特に在宅医療における看取りの場面についてのインタビューをたくさん録っていくなかで、最後に楽しめることと、自分がこうしたいということを言い続けられるということがものすごく重要だということがわかってきて、それで見えてきたことなのです。

斎藤――治療に関してもうラカンを参照する必要はないと思い始めているのは、享楽や欲望の倫理の問題があるからです。欲望の倫理に関して、ラカンはアンチゴネーの悲劇を参照するわけですが、もしアンチゴネーを倫理的存在と考えた場合、医療で言えばあれは摂食障害に相当すると思うのですね。絶食の欲望を追求して餓死してしまうくらいの勢い――ラカン的にはこれが理想的な欲望の倫理になるわけですが、それは患者にとっては単に不幸というか、そっちに行ってはまずいだろうと言わざるをえない。アンチゴネー的な倫理の追求は大多数の人にとっては幸福ではないだろうという思いがあるのです。私たちは患者が幸福であることを願うべき立場ですから、時には倫理を脇に置いてでも幸福を追求できるような方向を選択するべきではないか。

「楽しみ」というと、私の考えではどうしても快感原則的・快楽的なニュアンスになります。どちらかと言えば緊張を緩める方向です。「享楽」というと緊張を高める方向というニュアンスになってしまうので、それだとなかなか厳しいものがあるかなという懸念を感じました。そういう享楽もアリだと思うのですが、とことん追求するとなると、病の極端へ行ってしまう危険性がある。

村上　ACTの看護師さんにインタビューをしたり、訪問看護に同行して見てきたことというのは、社会の規範と違ったところの隙間にいて、本人にとってしか通じない無茶苦茶な楽しみを実現するというサントーム的なやり方もあるのだなということです。

斎藤　いわゆる「世に棲む患者」的な。

村上　ええ。それもアリじゃん、という感覚です。

斎藤　全然アリだと思いますよ。規範とは別のところ、ということですよね。超自我の命令に従ってとことん自分を苦しめながら享楽を追求する、というのではなく、そこを享楽という言い方で表現されたのでしたら、まったく同意できます。

それから、治癒ということを考える場合、村上さんがもう一つ書かれていたのが「創造性の回復」ということですね。

村上　ウィニコットですね。まさに『遊ぶことと現実』で議論されていたような、創造性をどうつくるかということです。先ほどから問題になっているグループという基盤をつくったときに何が起こるかというと、まずは外傷的な経験を受け入れる基盤になるだろうと思います。そしてその次の段階は、何か自分で一歩踏み出すということ、今まで自分が思ってもみなかったようなこと——大人だったら働いてみたり、子どもだったら遊んでみたり——をやってみるということになるわけですが、今私が「創造性」ということで言いたいのはその部分のことです。遊ぶことが創造性の基本であり、それが対人関係のなかで想像力の交換として生じるというのがウィニコットの大きな発見でした。

斎藤　意味をつくり出すということですね。まさにオープンダイアローグもポリフォニーのなかから新しい意味を生成するというモデルを持っているわけですから、そのあたりは一致しますね。

そこでまたラカンの話になってしまうのですが、意味というものはラカンやドゥルーズの文脈だと軽蔑されがちで、無意味のほうが崇高であるとされる傾向があると思いませんか。そこはラカニアンの誤謬というか、ラカニアンが一番忌避しているナルシシズムではないでしょうか。意味やイメージはナルシシズムの産物ですが、治癒や治療は一貫して意味に依存しなければ起こりえないと私はずっと思っています。先ほどから言っているように、ラカンが治療に使いづらいというのは、こうしたベタな「意味」や「物語《ナラティブ》」を忌避する傾向があるからなのです。あえて言えば、ラカン的「真理」はしばしば侵襲的かつ反治療的であり、意味や物語を尊重していかないと治療にならないのです。そういう治療法についてラカンは「心理的美容整形」みたいな意地の悪いことを言ってくるわけですが、その警戒心は非常にわかるとして、ただそうやって全部を切り捨てていくと、ラカン的な理想的な治癒像しか許容しないという姿勢になってしまいます。結局これではあらゆるナルシシズムを排除した結果、残るのは治療者のナルシシズムという困った事態になってしまいます。

村上　私自身はもともとウィニコットで自分を教育したところがあります。ただしウィニコットで足りなかったのは、構造あるいは規範の問題と、死まで含めたギリギリのところでどう議論をするかというところです。そこでラカンが参照できるなという感覚がありました。私にとっては創造性と想像性の部分がすごく大事で、そこから出発すると言ってもよいくらいです。

斎藤　意味の生成やイマジネールなものを擁護しない限りは治療が成り立たないと私は今確信していますので、そこを切り捨ててしまったら痩せた治療というか、治療ならぬ真理の探究みたいなことになってしまいかねないと思っています。社会批評としての汎用性はともかくとして、治療的文脈では厳しい。私がよく言うのは「もし人間の寿命が一万年くらいあったらラカン理論が最強の治療論になる」ということです。「症例ジェラール」との対話記録（『ラカン 患者との対話―症例ジェラール、エディプスを超えて』人文書院、二〇一四年）を読んで、私は「臨床家ラカン」とは完全に決別するに至りました。

村上 本当にあんなことをしていたのでしょうか。

斎藤 逐語記録ですからね。

村上 看護師さんのインタビューを録っていると、ラカンが『セミネール』で書いている「四つのディスクール」などがわかるようになってきました。そういう意味では、彼はいわゆる典型的なラカン像とは違ったことをやっていて、理論にも臨床が実は反映されているのではないかと思い始めているのですが、どうでしょうか。

斎藤 あれを見る限り、臨床家としては二流と言わざるをえません。

村上 患者さんに説教していますからね。

斎藤 統合失調症に関する理解すら覚束ないのではないかと思うようなくだりがあって、患者の幸福より己のナルシシズムを尊重する人だったかという印象しか残らない。これを翻訳出版することはかなりスキャンダルではないかと思うような話でした。これに限らず、もともとラカン派の治療論は弱くて、ブルース・フィンクの『ラカン派精神分析入門―理論と技法』（誠信書房、二〇〇八年）もある意味情けないんですよね。きれいに治った事例が一つもない。

では何が原因なんだろうと思ったとき、一つはナルシシズムの完全排除があるでしょう。ナルシシズムすなわちマイナスというイメージをつくってしまったことですね。ナルシシズム＝想像界＝意味＝自我、これらは全部、精神療法においてこの上なく大事なものなのに、意味と自我を排除したところで強引に分析をやろうとした。結果、思想としては非常に優れてはいても、治療としてはどうにも使いづらいものになってしまった。

それからもう一つは、他者イメージが違うのではないかということです。ラカン的他者と、たとえばレヴィナス的他者というのはかなり違うのではないでしょうか。

村上 レヴィナスの他者もつきつめると非常にあいまいな概念なので、比較は実は難しく感じます。今私が読むとしたら、レヴィナスの他者は一人の他者ではなくある人に切迫する状況全体、患者さんが抱えている困難な状況のことではないかと言ってしまったほうがすっきりするように思います。それに取りつかれてしまっていて、そこに応答しなければいけないという関係かなと思います。状況の単純形態として一対一の倫理として描いたように感じます。

斎藤 レヴィナスには「顔」についての議論がありますよね。つまり、こちらを触発するものとしての「顔」ですが、触発したりされたりする関係が対話だと思うのですが、その相互性の発想がおそらくラカンにはない。ラカンにとって他者というのは対話不可能な存在でしかないでしょう。

村上 「四つのディスクール」の議論はどうでしょう。

斎藤 あれは対話ではなくモノローグの構造です。分析家を特権化したモノローグの構造を四つのかたちで補完しただけで、「相互性のあるコミュニケーションは存在しない」という「真理」を主張しているに過ぎないと私は思っています。ラカンにとっての対話というのはこういう構造でしかありえないのだなということがあれではっきりしたようなものです。晩年に「資本家のディスクール」が加わったようですが、それも一方通行です。一方通行の対話しか想定せず、分析家はつねに「特権的」なポジションを取らざるをえないという構造をつくってしまったので、相互的な対話ができる他者としてのクライアントというイメージは最初からなかったのだろうと推測しています。「分析主体」という言葉ですら、ただのＰＣ的配慮の産物ではないかと勘ぐりたくなります。そういう他者イメージだったので、オープンダイアローグ的な発想とはまったく相容れないかたちになってしまったのだろうなというのが私の印象です。

一方でセイックラたちは「他者とは対話可能なものである」という前提から始めます。バフチンですから当然ですよね。対話可能でありながら決して届くことのかなわない存在でもある、だからこそ対話せざるをえない、ということですね。ラカニアンは他者を対話可能とした時点で「他者を己の想像界に取り込んでいる」と言いたいでしょうね。そのへんが決定的なギャップだと思います。対話をイマジネールな圏域で完結していると捉えるか、あるいはそこを離脱していくためのものとして捉えるか。これに関してはどう考えてもラカンの分が悪いとしか言いようがないと思います。

村上 そうは言っても私はラカンがドルトを評価していたところを考えると、彼はわかっていたのではないかと思うのです。そう思うと、まだ何かできるのかもしれない。

斎藤 彼は特に晩年、どんどん思弁的なほうへ先鋭化していってしまったところがあって、そこにはそうならざるをえない必然性があったのだとは思うのですが、おっしゃるとおり、臨床家としてはドルトも評価できる融通の利くところもあったという点は救いかもしれないですね。

村上 しかもドルトがラカンにずっとくっついていて、ラカンの議論を――ラカニアンからすれば間違った仕方で――導入している。しかしあの二人はお互いそれぞれをそれでよしとしていたことには意味があったのではないでしょうか。

斎藤 クラインに対しても臨床家としては一定の――あくまでも「一定の」ですが――評価はしていたわけですから、完全に切り捨ててはいないのかもしれませんが、理論においては一顧だにしていないという印象がありますよね。

いずれにしても、ラカン原理主義者になればなるほど対話から遠ざかる構造があって、臨床においては決別せざるをえないと思うところです。

村上 斎藤さんがそこまでラカンに厳しいとは思っていませんでした。

斎藤 厳しいというほど私も詳しくはありませんが、しかし入門書などを書いてしまった手前、区分するべきは区分しておかないといけないと思っています。少なからぬラカニアンが後年そうなるように、全否定にはなりません。社会事象や集団現象を取り扱うときの鋭さは比類ないものがあるし、ジェンダーやセクシュアリティを論ずる視座としては、やっぱりそれに代わるものがない。ただ、関係性や対話などを論ずるには、どうにも厳密すぎて扱いづらい。私は関係性とは性関係のことだと思っている人間ですが、ラカンは「性関係は存在しない」と言っていますからね。関係性については、そもそも語ることを断念してしまっているところがあるのではないかと思います。どうして存在しないかといえば、享楽の構造が一致しないからということになるわけで、享楽の構造が一致しなくても対話はありうるはずなのですが、それはシェーマ化できないということになってしまいます。

村上 では、そもそも斎藤さんがラカニアン的な立場からオープンダイアローグ的なものに取り組まれるところで何が起こったのでしょうか。

斎藤 第一に、ラカンの精神病論は、最初の学位論文『人格との関係からみたパラノイア性精神病』（朝日出版社、一九八七年）から一貫して評価できませんでした。一方で、中期の神経症論やセクシュアリティ論には感銘を受けていて、これ以上の切れ味のものはないと考えていました。ただ、あくまでもそれは理論上のことであって、臨床でどう使うかということに関しては、どうにも使い勝手が悪いなと思っていました。この点についていては、多くのラカニアンがそうであるように、さらに精緻化を極めていけばいずれ革命が起きるだろうということを漠然と夢想していたわけです。

そんな折、たまたまオープンダイアローグというキーワードが斎藤学さんとの雑談から耳に入ってきた。急性期の統合失調症、つまりラカンにとっての究極の他者を扱える手段があると聞いて驚き、早速論文を読んでみたわけです。

セイックラの論文はポストモダンのブリコラージュみたいなところがあって、緩いんですね。バフチンなどと言っても今はあまり尊敬されない（笑）。しかし、「これはうまくいくだろう」という直感はあるのです。ポストモダンと言いながら、ラカンのラの字も出てこないし、デリダへの言及はあるけれど、本当に端っこみたいなところだし、「思想としては緩い人だけれど、こういう人のほうが治療はうまいんだよな」と思って読んでいくと、実践に関しては圧倒的に説得力があるのです。治療において「対話可能な他者」という発想はラカンには欠けていると思っていたのですが、まさにそこを尊重しつつ成果を上げていく、しかも当事者研究とも通じ合うような聴き方をして掘り下げていくと治癒が起こるというのは、予期された発見というか、「これは絶対に効くとしか思えない」と思わせるような発見だったのです。そして実際にやってみると、本当に有効なんです。何ごとも極端に走る私としては、「これしかない！」くらいの勢いではまり込んでいきました。

ただ落とし前はつけなければいけないというか、一時期は限定的にせよラカンを持ち上げてみせた手前、「やっぱりラカンは治療的には使えない理論でした」と明言したうえで移行するほかはないと考えています。たとえばラカニアンからバイオロジーに転向したディラン・エヴァンスのような人もいましたが、彼の批判にまったく説得性がないのは、どこがだめかも、なぜバイオロジーが素晴らしいかも明記されていないからです。私はそのへんはちゃんと落とし前をつけなければいけないと思っているので「ラカン理論のこういうところが治療的にはよろしくない」という根拠をきちんと提示していかないと責任は取れないだろうと考えています。もちろん「より厳密なラカニアンのみなさん、どうぞ反論してください」という開かれたかたちで。

逆に私が聞きたいのは、どうして村上さんのなかでラカン理論と現象学がこれほど両立しうるのかということです。

村上 私が厳密ではないからでしょうか。タイミングとしては看護師さんのインタビューを録るようになってからですね。そこで対話関係を考える装置として……。

斎藤 そのとき村上さんは観察者なのですか。システムに巻き込まれているのではなくて。

村上 そこは「四つのディスクール」の議論とは違うところですね。私自身は完全に巻き込まれています。

斎藤 そうですよね。でも巻き込まれたら「四つのディスクール」の図式なんて成り立たないのではないかと思うのですが。

村上 でも一つ発見だったのは、「四つのディスクール」の議論は、インタビュアーのステータスがものすごく意味を持ってきてしまってそれを避けられないということを言ってくれるということです。私の場合だったら、大学の教員で知があると想定されている、かつ医療については素人で無知である、という立場で看護師さんと出会いますので、看護師さんは「この人は何を知りたいのだろう?」という呪縛から逃れたところで語ることができない。その意味を言語化できるのはラカンのあの装置だと思うのです。

斎藤 あの生産の流れが逆転することはありませんか。私はその可能性も取りたいので、一方向の流れを前提としたディスクール構造は違うと言わざるをえないのです。少なくともオープンダイアローグのすごいところは、治療者自身も変化するということです。本当に劇的に変わります。私の知る限りでも、少なくとも二人の医師がそれにはまってから職場を変えてしまったり、そういう変化が実際に起こっています。

村上 私も研究のスタイルがガラっと変わりました。たとえば精神病理学を離れるとか。

斎藤 生産のラインが逆転している。

村上 そういう意味ではそうですね。

斎藤 要素や構造を炙り出すという意味ではああいう構図もあってもよいと思います。そこの力は強いですから、そこは評価していますし、全否定はしません。たとえばこれから病跡学的な応用や批評空間で生き延びるとか、そういう方向はアリだと思います。ただそれらは治療行為とはまったく別のベクトルだと、今はっきりと気づきつつあるのです。これまでは「批評行為もいずれは治療にフィードバックできるのだ」という言い訳があったのですが、それはまったく虚偽ではないにしても、方向性はかなり違うということです。

村上 もう一つラカンを擁護しておきます。インタビューを録っていて、逐語録の細かいデータ、つまり言い間違いなどもそのまま残しておくのですが、それを読むときの読み方は、ラカンがフロイトの『機知』から導き出したシニフィアンの読み方とおそらく近いのですね。それこそ言い間違いや主語が食い違っているところとか、そういうところが大きなヒントになります。そこで何が起きているかというと、いろいろな文脈がぶつかっているのですね。社会的な文脈が交差する地点で起きていることを具体的に見ることができる。そしてそれが行為の布置に構造上の意味をもつ。それはラカンがまさに「大他者」と五〇年代に言っていたものです。看護師さんたちが複雑な社会的文脈のなかで共同で主体を形成すること、そしてそのことを語りの分析から炙り出せること、これはラカンの議論を踏まえてのみ可能になった作業です。

斎藤　フロイト - ラカンの伝統がつくり出したものとしては、能動的聴取の方法の確立があると思います。受け身ではなく、ある種アグレッシブに聴いていく。しかもそのなかに引っかかりどころを発見し、解釈を深めていく。その手法はおそらく残ると思いますし、ひょっとしたらオープンダイアローグにも活きてくるかもしれない。オープンダイアローグは基本的に解釈はしないということになっていますが、しかしこちらのなかにいろいろな連想が生起してくる状況をつくるうえでは役に立つだろうという気もします。

村上　あの議論が抽象的なものではないんだなというのがわかったことが発見でした。

斎藤　そういう実感はすごく大切ですし、そういう部分については私も同意できるところです。

村上　でもビックリしました。私はもっとポジティブに引き継いでいるものがあるのではないかと思っていたのですが。

斎藤　それは今でも考えています。伊達にラカンを齧ったわけではありませんので。ただ、とりあえずは「膿出し」をしておく必要がある。ラカニアンは教条化しやすく、訓詁学的になりやすいところがあるので、あれはさすがにマズいと思うんです。ラカンが後年そうなっていったように、臨床よりも理論を優先してくる傾向がラカニアンにもあって、「この理論に当てはまらないからこの症状は間違い」なんて言い出しかねない。そういうところはしっかり批判したいのです。

精神分析は、何より謙虚に聴くために、技法として大事にしていきたい。それから、分析家を特権化しない精神分析がありうるのかということ。これはすごく難しい課題です。ラカンが言ったように、「分析主体が分析家になったら治療は成功」というのは、治療者を特権化しすぎていますよね。そのへんのポジションから降りてもらうことも必須です。

さらに言えば、オープンダイアローグが素晴らしいと思ったのは、セイックラに全然カリスマ性がないことです。

村上 ただのおじさんですよね。

斎藤 国際的に注目を浴びている学者の割に影が薄い（笑）。いい意味で「オーラ」がないんですね。「これはカリスマ化しないわ」という安心感があるのです。そもそも発祥が共同作業ですから、カリスマにはなりようがないのですが。とにかく、ラカンに限らず「教祖」が崇め立てられやすいのが精神分析ですから、そういう有害性についても膿出しをしておかないといけない。カルト化は治療の妨げになりますからね。

ラカンを擁護すべき点はもう一つあります。「イマジネールなものを排除して欲望を追求せよ」という命令に関しては、いわゆるカルト化を解毒する意味合いが強いと思うのですね。カルトの信者になってしまうということは、それこそイマジネールなものに取り込まれてしまって、「自分はこれで満足」という断念に至ることですね。倫理的態度として「そこで止まってしまってはいけない」と明示してくれた点は、今でも有効だと思います。バランスの問題ですが、たとえばマインドフルネスなどは一部そういうカルト化の懸念を秘めていると思います。

そういったものに没入しすぎず、かつ治療を持ち来たすための理論を考えるとすれば、やはり集団での対話が有利です。そしてその対話の場面においては、専門性とクライアントの区別は一応残しながらも関係性はフラットであるということ、言い換えれば、イデオロギカルでない治療的民主主義のようなスタンスでしょうか、そのへんにすごく意味があると思っています。そういう意味では、治療倫理と治療効果が一番一致しやすい形式なのかなという感じがするのです。ほどよい倫理観とほどよい治癒観。現代思想的にこの「ぬるさ」が許せないという人もいるでしょうが、治癒というのは先端ではなく境界域での現象ですから。

だいたいの精神科医や精神分析家の治癒イメージは「ほどほど」ということなんですよね。ほどほどに楽しめて、ほどほどに働けて、ほどほどに愛することができて……というように。おそらく村上さんの言う「楽しむ」ということも、「ほどほどに……」と思っていらっしゃるのではないでしょうか。この「ほどほど」を、ラカニアンは許さないと思いますが、しかし治療や治癒は「ほどほど」ですよ。いかにカルト的でないかたちでほどほどさを追求できるかというのを落としどころとして考えるということが対話性の優れたところではないかと、最近痛感しているところです。

オープンダイアローグとラカニアンであることは、どう考えても両立しませんから。むしろ松本卓也さんなどがオープンダイアローグに関心を示しているあたりで何が出てくるか、興味深くもあり期待もしています。

村上　もしかしたら、欲望を他者に預けた結果実現された主体というイメージをラカンが提出してくれたことは大きかったのかなという気もします。フィンク経由で緩く捉えるならば、そういう主体を患者さんも医療者の人たちも実現していくようなモデルなのかなと思うのですが。ラカンは他者を排除しているわけではありませんので、関係性のなかでそれを説明する装置にもなりえるのかなと思います。

斎藤　ラカンにおいては統合失調症という他者を扱うときの作法としては問題があると言わざるをえないですけどね。

村上　そこを取っ払ってしまったうえで、ですね。

斎藤　そうではない他者性に関しては尊重できると私も思います。まさにひきこもりにおいては、他者性を否定してしまったら治療できませんから。彼らがなぜ他者と出会う必要があるのかというときには、やっぱり「欲望は他者の欲望」だからということがすごく大きい。このように、神経症圏内においてラカン的言説の有効性は残ると思います。

村上 しかしそれは結局統合失調症の方でもそうそう違わないことなのではないでしょうか。

斎藤 違わないですよ。「去勢排除」とか言わなくてもよいのです。話せば「去勢」は戻ってくる。

村上 言語化するわけですから、ある意味そうですよね。

斎藤 昔オープンダイアローグをラカン化しようと思ったとき、「オープンダイアローグって、みんなで去勢をシェアすることだよね」と考えたこともあります。つまり、モノローグという単独的な言説を去勢することによって共有するわけです。共有とは去勢だと思います。共有不可能な単独的言説を共有可能な言語に落とし込むわけですから。インスタントな社会化と捉えてよいと思います。

人間回帰

村上 斎藤さんが医学界に対しておっしゃったことを、私は哲学に対して思っています。哲学の人間は本だけしか読まないというか、それでも精神病理学を読む人は多いのですが、そこで書かれていることと現実の乖離のあまりの大きさに私はすごくショックを受けました。もう本だけ読んでいてもだめだということは強く言いたいですね。

斎藤 そうですね。実際に臨床を知らない方でも一定の統合失調症理解ができているように見えるのは、文献に基づいて再現された、理想化された統合失調症理解だからです。しかしそれは現場ではかなり食い違っている。理想の他者としての統合失調症という概念は、そろそろやめたほうがよいのではないでしょうか。ここは哲学批判であり、精神病理学批判にならざるをえないところです。でも仕方ないですよね、その方向では立ち行かないことがわかってきたのですから。あれは悪しき悲観主義を強化した面が確実にあって、一番有害だったのは、本当の対話が成り立たない相手という印象をつけてしまったところです。それは実は虚像であったということが明らかになりつつあります。そのことは精神科医に対しても哲学者に対しても声を大にして言いたいですね。

村上　哲学の話を続けるならば、ここでは経験主義にならざるをえないということがあります。事実から出発してもう一度テキストを洗い直すしかない。最近そういう立場になりました。

斎藤　精神医学もこれからは経験主義が大事ですね。

ラカンと同様に、精神病理学の思考の枠組み自体は今後も活かせると思います。そこに精緻化されたものが必ず残ると思うのですが、ただベクトルとして、病理だけに注目するという方向とは、断固訣別すべきであると思っています。バイオロジーの限界が見えつつある現在、何らかのかたちで精神病理学や精神分析の再評価がなされうるとしても、その発想のあり方、それこそ「プラットフォーム」は残しつつ、コンテンツは総取り替えにならざるをえないかもしれない。

それからもう一つの懸念として、「オープンダイアローグは有効である。ゆえにポストモダンは正しい」という短絡は避けたいと思っています。もうひと捻りあるはずなので、そのひと捻り分をそれこそ哲学の領域で深めてもらえないかと思っています。

村上　しかし私はそれほどポストモダンとは思わないんですよね。バフチンとベイトソンですから、むしろそれ以前に戻りつつある。

斎藤　そういう意味ではポストモダン以前ですが、いわゆる社会構成主義的な発想が実証されてしまうということですよね。

村上　ある意味でそうですね。しかし私はオープンダイアローグにかかわるようになって、ポストモダンというより、自分自身のことを実存主義者だなと思うようになりました。

斎藤　なるほど、実存主義ですか。

村上　もちろんバージョンアップしているものだとは思うのですが。

斎藤　いわゆる言語論的転回みたいなものが加わって、構造主義的というか社会構成主義的と言ってもよいかもしれないけれど、やっぱりコミュニケーションと言葉が世界をつくり出していくという発想の正当性にかかわるお話ですね。

村上　それからもう一つは、主体というものを捨てないということです。主体化が対人関係のネットワークの生成そのものとして起きます。

斎藤　主体の復権というあたりは先祖返り的かもしれないですね。それから現前性・現場性・固有性の擁護ですね。これらは村上さんの本にも表れていますね。オープンダイアローグはそれを強力に言ってくれたところが嬉しいところです。オープンダイアローグはネット上では展開できません。「その場にいる」ことが不可欠です。そのへんはたしかに実存主義的なところかもしれません。

村上　私はそういうふうに掴まえています。

斎藤　思想的に後退とか言われても全然ＯＫというか、思想が現実を飛び越して、絵画で言えば抽象表現主義みたいな方向に先鋭化しすぎてしまったということなのかもしれません。

たとえばドゥルーズも最近では見直しが進んで、スキゾフレニー・モデルではなく発達障害モデルであると言われていますが、やはりそこにも意味から距離を置きたいという欲望が透けて見えるのです。つまり、「わけのわからないもの」の象徴がスキゾフレニーから発達障害になってきている。主体や人間に戻りたくないという抵抗かもしれません。

村上　人間を消したかった。

斎藤　そういう意味では、オープンダイアローグは人間に回帰していますよね。

村上　そう強く言ってしまってもよいのかなと思います。

斎藤　そこは強く言いたいですね、思想業界の事情はいざ知らず、治療論としてはもう人間回帰路線しかないですよと。

対談後記

斎藤環さんとは去年からオープンダイアローグをめぐってお話しする機会が何回かあったが、僭越ながらここにきて驚くほど変化しているように感じている。

この対談の五日後に兵庫県立大学で斎藤さんの講演を聴く機会があった。そのとき「まっとうなことをしている感じがする」「(患者、家族、実践者といった)参加者全員にとって後味がよい」と何度もおっしゃっていたことが印象に残っている。さらには「一対一の関係はモノローグ」といった驚くべき表現を用いていた。これらはセイックラのテキストにはない言葉なので、斎藤さん自身の実感に由来するのだろう。ご自身が実際にオープンダイアローグの実践を始めて軌道に乗り始めているなかで、対談でも述べられているとおり、臨床家自身が巻き込まれて大きく変容していく姿に立ち会うことができたように思う。(村上)

14 オープンダイアローグの日本への導入に際して懸念されること

はじめに

筆者の所属するODNJP（Open Dialogue Network Japan）は、二〇一七年にケロプダス病院スタッフ二名を招いて合計一〇四時間に及ぶトレーニングコースを実施し、二〇一八年三月には公式の日本版ガイドラインを公開した。「対話の思想」はもとより、サービス供給システムの構築も当面は困難である以上、さしあたり手法の紹介を通じて啓発活動を推進するほかはないと判断したうえでのことである。

以下、オープンダイアローグ（OD）の原則や手法について、導入に際しての困難さと絡めながら記述する。ただし、これに先立って、ミーティングのおおまかな流れを簡単に記しておく。

治療チームはクライアントのネットワークと対話を通じて信頼関係と安全保障感を確保し、問いかけと応答によってクライアントの主観的世界（いわゆる「症状」を含む）の「言語化」と「共有」を試みる。これと並行して、チーム内のリフレクティングにおいてクライアントの評価や治療プランについての意見が交換され、さまざまなアイディアが提示される。その一連のプロセスにおいて、クライアントにとって適切な決定がおのずから導かれる。このとき対話の目的は、対話そのものを継続することであり、「治癒」

「変化（改善）」を意図してなされるわけではない。いわば対話の持続が、あたかも副産物のようにして改善や治癒をもたらすというイメージである。この一連の流れは概念図として図14-1に示した。

導入に際しての懸念

以下、ODを日本の臨床現場に導入する際に予想される困難について検討を試みる。

ODには「七つの原則」があり、オルソンらがセイックラらとともに提唱した「一二の基本要素」がある（付録参照）。いずれもODをODたらしめる重要な指針である。以下、七原則については「原則❶」〜「原則❼」として示し、一二の基本要素については「要素①」〜「要素⑫」として示す。

これらの原則と要素が、わが国の臨床においてはさまざまな違和感や抵抗をもたらす可能性があるため、ODの導入に際してはこれらの点を一つひとつ乗り越えていく必要がある。OD導入が要請するのは、ほとんど「精神医学のパラダイムシフト」に等しい変化であり、まったく異質な治療文化であることを踏まえずに表層的な技法論にとどまるのであれば、ODが本来持っている可能性は減殺されてしまいかねない。ODの革新性を真に理解し実践につないでいくためにも、導入に対する抵抗のありかを、正確に理解しておく必要がある。

組織のあり方

先述したとおりODとは、手法のみならず、システムやその背景にある思想を指す多義的な言葉である。筆者の懸念は、ODが日本の精神科病院の組織文化と大きく齟齬をきたすのではないか、というものである。

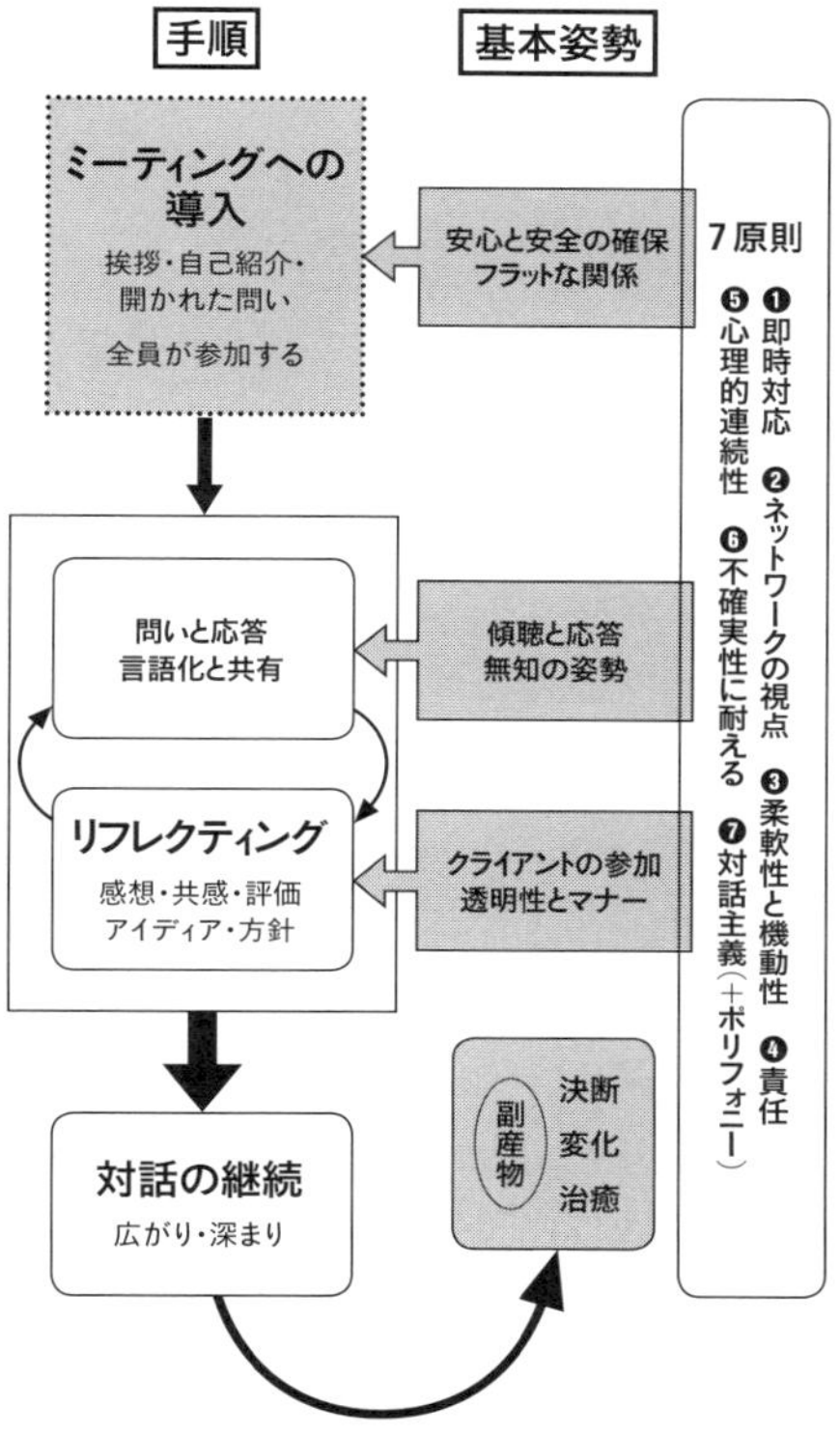

図14-1　オープンダイアローグの基本プロセス

ケロプダス病院では、一〇〇人近い職員のほぼ全員が、家族療法の研修を受けた自律したセラピストである。ミーティングにおいては、すべての治療スタッフが、フラットな立場で治療ミーティングに参加する。それゆえここでの禁句の一つは、ヒエラルヒーを意味する敬称、「先生」である。

もちろん精神科医にしかできない薬物治療や行動制限といった業務もあるため、その意味では完全に平等というわけではない。しかしたとえば、治療ミーティングに精神科医が必ず参加する必要はないし、看護師だけのチームでODがなされる場合もある。後述するが、これがためにスタッフ一人当たりのケースロードは二〇人程度と、日本に比べてはるかに少なく、余裕をもって治療に取り組むことが可能になっている。

こうしたことが実現するためには、精神科医を頂点とする病院組織のありようを大幅に見直す必要があるが、この改革が最大の難所となるかもしれない。もっとも、一部の臨床家はこうしたフラットさを早くから実践してきたし、若い世代にとってはこうした姿勢はさらに受け容れやすいかもしれない。

即時対応と柔軟性

「原則❶即時対応」とは、必要に応じてただちに対応することを意味している。組織のレベルでは「原則❸柔軟性と機動性」も同等の意義を持っている。

ケロプダス病院では、電話で相談を受けてから二四時間以内に治療チームを組み、患者の自宅を訪問することが可能である。フィンランドは医療区の公立病院の精神科を受診した場合、治療費が無料であり、原則としてどんな相談にも対応することを考慮するなら、いかにキャッチメントエリアを限定しているとはいえ、これを日本で実践するのはかなり困難であるように思われる。

トルニオ地区でのメンタルヘルスサービスがこのように理想的に回転している理由としては以下が考えられる。

◎オープンダイアローグによる早期介入が有効であり、短期間で治療終結に至る患者が数多く存在する。
◎スタッフ一人当たりの担当患者数が少ないため治療の質が高く、スタッフの疲弊も起こりにくい。
◎こころの問題が起きたらケロプダス病院に電話するという「治療文化」が定着しており、スティグマや偏見によって援助希求行動が抑制されにくく、早期介入につながりやすい。

以上の点を考慮するなら、ODが真価を発揮するためには、手法の普及もさることながら、サービス供給システムとしてその地域に見合った組織が構築される必要があるであろう。またシステムの整備のみならず、問題が生じた場合の援助希求行動のとりやすさ、クライアントのみならずその「ネットワーク」を治療に巻き込むこと、いきなり「診断」せずに、さしあたり「困りごと」として対応することなど、新しい治療文化の導入と啓発が並行してなされる必要がある。

「原則❸柔軟性と機動性」は、こうしたシステムが存在することが前提となる。これは具体的には、患者のニーズに専門家が合わせることを意味している。現在の日本の臨床現場はこの逆であり、患者が専門家の専門性に合わせなければならない。ケロプダス病院では、相談に対して専門外を理由に断ることはほぼないという。たとえば治療チームにとって「発達障害」が専門外だった場合、その専門家をミーティングに呼ぶことをまず考えるのである。治療よりはケア、ケアよりは悩み相談にしばしば近いミーティングの性質が、それを可能にしている。専門ごとに細分化されつつある日本の臨床現場が、こうした柔軟な発想をとり得るかどうかもまた、大きな懸念材料である。

ネットワークと責任

「原則❷社会的ネットワークの視点を持つ」についてはどうか。「ネットワーク」とは、クライアントの家族、友人、知人など、クライアントとつながりのある人々のネットワーク、という意味である。ODの源流の一つはシステム論的家族療法であり、問題（≠疾患）はネットワークの中で起こる、という発想はここに由来している。ODと家族療法との違いは、アウトリーチに加え、本人が同意した関係者なら誰でも参加できる点にある。

日本の臨床現場では、家族が同席することすら受け容れられない場合が少なくないが、近年は積極的に

14 オープンダイアローグの日本への導入に際して懸念されること

家族相談に応じている臨床家も増えつつあるため、この点についてはそれほど懸念するにはあたらないかもしれない。

一部の臨床家が抱くであろう「精神疾患の原因はネットワークにある」という発想への違和感に対しては、筆者は次のように考えている。ＯＤは原因をネットワークに求めているのではなく、原因いかんにかかわらず、ネットワークの修復は治療的意義を持つとみなしているのだ、と。ネットワークの修復が患者の治癒力を引き出す、と考えるなら、このアプローチは癌の免疫療法などに喩えられるかもしれない。ここからは私見になるが、筆者は精神疾患については、身体疾患と同水準の原因療法はほぼ不可能であり必須でもないと考えている。少なくとも現時点で、厳密な意味での原因療法は存在しない。むしろ原因の解決とは異なるアプローチであっても治癒が起こり得るのが、「心的装置」におけるレジリエンスの特性ではないだろうか。

「原則❹責任を持つこと」とは、最初にかかわりを持った治療チームが、治療のすべての過程にかかわりを持つ、という意味である。たとえば患者が治療中に身体疾患で入院になった場合などでも、必要とあらばチームは病棟に赴いてミーティングを開く。専門病院にバトンタッチしておしまい、というわけではない。この原則は次の「原則❺心理的連続性」とも深く関係している（要素③④）。これは具体的には、同じチームメンバーがあまり間隔を空けずに継続的にかかわるという意味である。患者の状態が急性期から抜け出し症状が改善するまで、同じチームのかかわりは、本人のみならず家族に対しても続けられる。

この点も日本の臨床現場とは基本的発想が異なっている。日本において重視されるのは「治療者の互換性」のほうではないだろうか。担当医が交替しても同じ品質のサービスが受けられるようにできるだけ特別なことはしない、という発想である。ともすれば医療をファーストフード的な均質化に導きかねないこの考えは、特に若い世代の臨床家に広く共有されているように思われる。

この発想にも無理からぬところはあって、ここには日本においては治療期間が長期化しやすいという問題がかかわっている。筆者自身、一〇年単位のスパンで診療を続けている統合失調症やひきこもりの事例を少なからず抱えている。もちろんODの場合でも治療が長期にわたる事例はあるが、少なくとも急性期への介入については、二週間程度で改善が起きることが一般的のようである。つまり「責任」や「心理的連続性」という発想は、短期決戦型で治療を考えるという前提ゆえに可能となっているのである。治療を長期戦で考えるなら、治療者の交替を視野に入れた発想になることは避けられない。

一点補足しておけば、長期化の要因の一つは薬物療法である。薬物が治癒を阻害する、という意味ではなく、薬物療法においては終結時期が見えにくくなる、という問題である。統合失調症の寛解維持を目的とした薬物治療には、ここまでで終結すれば安全にやめられる、という目安がない。生涯にわたり予防的に服薬を続けることが最も安全である、と信じられているふしもある。しかしODには、予防的ODは存在しない。寛解したらミーティングはそこで終了である。二〇一五年にケロプダス病院で研修を受けた際、「もし再発したら?」と尋ねた筆者に、一人の看護スタッフはこともなげに応えた。「またすぐミーティングをすればいいのです」と。

不確実性への耐性

「原則❻不確実性に耐える」は、ODの根幹をなす原則の一つである（要素②）。急性期の、明日何が起こるか誰にもわからない状況を、いかにして支えるか。セイックラは、対話こそが迷宮を脱するための「アリアドネの糸」（難問解決のための手引き・方法）であると述べている。チームによる対話の連続を通じて、安心と安全をもたらす治療的文脈や場面作りがなされ、どんな発言も傾聴され応答されるという雰囲気が共有される。こうした土台の上にたって初めて、対話は治療的なものとなる。

この点についても、日本の臨床とは発想が異なる。急性期の「不確実性」に対して日本の精神医療はどう向き合ってきたか。多くは隔離拘束、すなわち行動制限と身体拘束によって、である。近年、精神科病院における長期に及ぶ身体拘束の急増が問題視されつつあるが、この風潮に対抗するうえでわれわれが獲得するべき資質が「不確実性への耐性」にほかならない。

ODにおいて治療スタッフは、アイディアは出すがプランは立てない。治療においては、たとえマイナスの変化であっても、想定外の出来事こそがしばしば転機となるからである。つまり治療のプロセスにおいては、「不確実性」こそが必須の要素なのである。

とはいえ、薬物治療や入院治療をできる限り行わないことで見かけ上増大する「不確実性」こそが、OD導入に際しては最大の障壁になり得る。薬物や入院を用いないことで不測の事態が生じた場合の責任はどうするのか、という恐れが、ODの導入を躊躇させる最大の要因となるからである。これはフィンランドにあっても、トルニオ市以外にODの実践が広がらない理由の一つであるとされる。この点に関しては治療経験と実証を重ねることで、乗り越えていくほかはないであろう。

「原則❼対話主義」は、ひとことで言えば対話のもたらすポジティブな変化に対する信頼である。ODのプロセスとは、対話を続けることを目的として、多様な声に耳を傾け続けることである。言い換えるなら、ODのゴールは「変化」や「改善」、「治癒」ではない。概念図（図14-1）に示したとおり、それらはすべて、一種の副産物である。副産物のほうに執着すれば、対話は停滞するほかはない。

たとえ副産物であるにせよ、なぜ対話が治癒につながり得るのか。ODの治療機序とはいかなるもののなのか。ここには「思想としてのOD」がかかわってくる。この過程の解明は、いまだその途上にあるため、本章では詳述はしない。つまり「治療として有効である」ことはすでに自明の前提であり、現在は後づけで「なぜ有効なのか」が探求されている状況なのである。

個人精神療法の限界

ODで重要な原則の一つは、「患者本人抜きではいかなる決定もなされない」ということである。薬物治療や入院を含む、治療に関するあらゆる重要な決定は、本人を含む全員が出席した場面でなされる。本人不在で治療方針が決められることはない。スタッフだけのミーティングやカンファレンスも開かれない。ODにおいては、障害者権利条約でうたわれている「私たちのことを、私たち抜きに決めないで Nothing About Us Without Us」の原則が、自明の前提となっているのである。

筆者は個人的にこうした患者参加型の治療は、「治療チーム」の存在があって初めて、安全に実施できると考えている。以下、その理由を説明する（本書1章、5章参照）。

個人精神療法は、その構造的必然として権力関係になりやすい。一方は患者、一方は専門家にして治療者という非対称性を乗り越えるのは治療者が考える以上に困難である。この関係を維持したままの「患者参加」が、本質的な成果につながるとは考えにくい。

加えて、こうした権力関係と個人精神療法の密室性が、いわゆる「転移」を促進する。転移感情に起因する激しい攻撃性や過度の依存を予防するため、精神療法家は治療的な中立性を貫こうとする。治療者自身の感情を露わにしたり、個人情報を開示したりしないという配慮である。

以上のような「問題」は、治療チームの導入によって緩和できる（要素③）。すなわち権力関係も密室性も、そして転移感情も生じにくくなるのである。もちろん治療者間でも相互チェックが働くということもある。チーム内部ではヒエラルヒーがないことが実践の条件なので、たとえば医者が不適切な発言をすれば、看護師や患者側から批判・反論されることになる。患者参加とは、このような〃治療的民主主義〃が機能する場でなければ、およそ意味をなさないであろう。

とりわけ転移を警戒せずにすむことで、治療者は「中立性」という束縛から解放される。ODでは感情のやりとりも対話の一部をなすとみなされており、治療者はミーティングにおいて、自然な感情表出や自己開示をしながら、患者に共感することが可能になるのである。

チーム治療の導入に際しては、まず複数スタッフの確保という問題が考えられるが、それ以上に懸念される問題がある。精神科医や臨床心理士の多くが、個人精神療法という枠組み以外の経験を持っておらず、チームでの治療に戸惑いや抵抗感が起こる可能性である。しかし、精神分析のセッションに由来するこの枠組みは、もともとはカトリックの告解室を起源とする特殊な治療文化にすぎず、それに固執し続ける意味はあまりない。

リフレクティング

これは一九八〇年代に家族療法家のトム・アンデルセンによって開発された家族療法の技法である。詳しい経緯は省略するが、要するに患者や家族の前で、専門家がミーティングを開き、カンファレンスをやってみせ、これに対して患者や家族チームがその感想を述べ合う、ということの繰り返しである。ちなみにリフレクティングそのものは、根拠のある治療技法として、すでに評価は定まっている。

リフレクティングの実践において、チーム治療の真価が発揮される（要素⑫）。

専門家同士がやりとりしつつ、ときに異論をぶつけ合うことは、専門家も判断を誤ることがあり、意見が食い違うこともあるという当たり前の事実をさらけだしてくれる。そうすることで患者は初めて、意思決定に参加するという実感を持つことが可能になる。

ODでは、しきりに「スペース（余地、余白）」という表現が用いられるが、患者が自ら決断し、自発的に選択を行うには、こうした余白が欠かせない。リフレクティングという技法の持つ意義の詳細については成書を参照されたいが、それはODにとってもきわめて大きな意義をもっている。

リフレクティングの導入にあたっては、技法そのものよりも、スタッフ間のフラットな関係性や、症状や診断に固執しないという姿勢に加え、意思決定のプロセスを完全に透明化すること（要素①）に対しても、多大な抵抗が予想される。しかしODの歴史において、「クライアントのことについて、スタッフだけで話すことをやめる」というルールが導入されたことの意義はきわめて大きい。ルールが決まった一九八四年八月二七日を、オープンダイアローグが始まった日と見なす見解もある（セイックラとイレネ・ビルギッタ・アラカレによる講演「創始者が語るオープンダイアローグ―誕生の物語と未来への可能性」より。二〇一七年八月二〇日、於東京大学安田講堂）。これは単に透明化することが治療的意義を持つ、という狭い話ではない。患者の自由と尊厳を最大限に尊重することが、治療的にも高い価値を帯びることが認識された日付でもある。少なくとも筆者は、そのように理解している。

制度上の困難

筆者らは現在、大学附属病院の外来と、外勤先の精神科クリニックの外来において、試験的にODの実践を続けている。その成果についてはすでに報告した（本書6章）。臨床業務に全面的にODを組み入れたい意向はあるが、現時点では採算もとれず、十分なスタッフの確保も困難であるため、当面はごく小規模な実践にとどまらざるを得ない。

ODを日常臨床に組み込んでいくには、実証研究を重ねることでエビデンスを確立し、健康保険が適用可能になることが望ましい。しかしセイックラらが指摘するとおり、この手法ではRCTのような研究デザインは適用困難であるため、エビデンスの確立は難航することが予想される。

現行制度のもとでも、訪問診療であれば、往診料や訪問看護料の組み合わせで、ぎりぎりではあるが採算はとれるとのことで、すでに一部のクリニックではそうした実践も始まっている。あるいは逆に、すべて自由診療で実践するということも考えられる。もしくは他分野における有効性の検証を先行させるというアイディアもあり、筆者は現在、都内の某就労移行支援事業所において、定期的にODの研修と、就労支援現場における有効性に関する共同研究を検討中である。

おわりに

本論を執筆する過程で、ODの導入がいかに多くの抵抗や障害に取り囲まれているかをあらためて痛感した。しかし現在、ODに寄せられている高い関心や期待は、技法としての有効性ばかりではなく、さまざまな点で行き詰まりを見せている日本の精神医療に、ODがパラダイムシフトをもたらす可能性へも向けられていると筆者は考えている。筆者らは引き続き、現場におけるODの実践を積み重ねるとともに自身も研修を重ね、実証研究と啓発活動を継続していく予定である。

本研究はJSPS科研費（16H03091）の助成を受けた。

あとがきに代えて

走りながら考える

本書は、二〇一三年に私が「オープンダイアローグ（ＯＤ）」に出会って以降、「対話」について論じたエッセイや論文をまとめた書籍である。

二〇一三年の暮れにオープンダイアローグに出会って以来、大げさではなしに私の「生き方」は大きく変わった。ＯＤが人をいかに変えるか、一つの事例としてこれまでの経緯を記しておきたい。

最初の示唆は、斎藤学氏からのものだった。ある対談で聞いた「オープンダイアローグ」という単語をよすがにネットで検索し、同名の映画があると知って、そのＤＶＤを取り寄せた。

実は日本におけるＯＤ人気に最初に火をつけたのは、この映画の存在だった。ダニエル・マックラー監督の映画『オープンダイアローグ』。このことはしっかりと銘記しておきたい。大阪府立大学の松田博幸准教授らが中心となって、日本で最初の上映会が行われたのが二〇一三年七月二六日。この映画が精神医療関係者を中心に高い関心を呼んだのである。ちなみにこの映画は現在、YouTubeでフルバージョンが無料公開されている。

私も映画の内容に衝撃を受けた一人だった。ＯＤ開発者の一人であるヤーコ・セイックラ教授の論文を入手し、著作も購入した。知れば知るほどこの手法に魅了された。有効性もさることながら、高度な倫理性と治療効果を両立し得た点も素晴らしい。たとえ何年かかろうとも、日本の精神医療の一角に、この「手法／思想」を導入しなければならない。このときの決意は、あれから六年を経た現在でも、いささかも揺らいでいない。

ＯＤについては、雑誌『精神看護』の編集者が早くから注目しており、二〇一四年三月には、医学書院本社でナーシングカフェ「オープンダイアローグって何だ？」が開催された。東京大学の石原孝二氏と私とで講演し、前述の『オープンダイアローグ』を鑑賞、その後、べてるの家の実践で知られる向谷地生良氏を迎えて、会場内参加者との質疑応答や討議が行われたのだが、参加者の熱意に驚かされた。

この年の七月には、神戸で開催された日本家族研究・家族療法学会の特別講演で、ＯＤについて話す機会をいただいた。さいわい講演は好評をもって迎えられ、以後、この学会では、毎年シンポジウムなどの形でＯＤのテーマが取り上げられている。

二〇一五年三月三〇日に、東京大学でオープンダイアローグ研究連絡会議が開催された。先述の石原孝二氏の主催である。たまたまフィンランドから観光目的で来日していた精神科医、カリ・バルタネン氏を迎え講演をしていただき、私も入門編的な内容のレクチャーを行った。

この回には先述の向谷地氏や、すでにケロプダス病院を訪問していた看護師の下平美智代氏、大熊一夫・由紀子夫妻、野村直樹氏、ＤＳＳＡの片岡豊氏、綾屋沙月・熊谷晋一郎夫妻、精神科医の植村太郎氏や商真哲氏など、総勢五一名が参加した。結果的にこの日は、オープンダイアローグ・ネットワーク・ジャパン（ＯＤＮＪＰ）が発足した記念すべき日となった。私はこの時点で暫定代表に任命されたが、現在は三人の共同代表（石原孝二、高木俊介、斎藤環）のもとで運営されている。

二〇一五年四月には、セイックラ教授が台湾に招聘されて行った三日間のワークショップに参加した。日本からは私以外にも、田村毅医師、同僚の笹原信一朗准教授、大井雄一助教、後にODNJPに参加する白木孝二氏も参加していた。聴衆と対話しながら講義を進めるスタイルはわかりやすく、実際の事例との公開ミーティング（衝立でマスクしてあったが）は、こんなやり方もあるのかと驚かされた。

さて、ODの理論的主導者であるヤーコ・セイックラ教授の著書は二冊あり、すでに翻訳の企画も立ち上がっていた。しかし、少しでも早くこの「手法／思想」を伝えたい思いがつのり、セイックラ教授の主要論文三本の翻訳に私の解説を付けた著作『オープンダイアローグとは何か』（医学書院）を二〇一五年六月に上梓した。幸い好評をもって迎えられ、多くの好意的な書評とともに、医療や心理関係者に限らない幅広い読者を獲得できた。ちなみに本書は、私が初めて書いた「専門書」である。

二〇一五年九月には、ODNJPのメンバー（石原孝二、大谷保和、大熊一夫、片岡豊、竹端寛、森田展彰：敬称略、五〇音順）とともに、はじめてケロプダス病院での研修に参加した。この旅は驚きの連続だった。現地の雰囲気を知り、また実際のセッションに参加させてもらった経験は、日本での実践に踏み出すうえで大いに勇気づけられた。

帰国してすぐ、筑波大学附属病院の外来で、三〇代のひきこもり男性とその家族とともに、オープンダイアローグ的面接を開始した。台湾でセイックラのワークショップを一緒に受けた笹原准教授とチームを組み、ほぼ手探り状態ではじめてみた。その結果は予想以上で、数回の面接で状況は大きく変わり、結論から言えば、この男性は半年後には社会参加を果たしている。

この経験に自信を得て、何件かのアウトリーチも並行して試みた。こちらは成功例ばかりではなかったが、失敗例を反省してみると、やはり七つの原則をはじめとする重要なルールから逸脱してしまっていた印象があり、あらためて原則の重要性を痛感させられた。

二〇一六年五月、かねてから企画していたヤーコ・セイックラ教授とトム・アーンキル教授による三日間のワークショップが、社団法人青少年健康センターとODNJPの共催により開催された。本ワークショップには私も深くかかわったが、この開催は日本のOD導入史において、一つの画期になったと考えている。セイックラ、アーンキル両教授の人間味溢れる開かれた態度に感銘を受けた人も多かったようだ。本WS期間中に開催されたODNJP総会で、京都でACT‐Kの実践にかかわる精神科医、高木俊介氏が正式参加した。高木氏は二〇一六年三月にセイックラ、アーンキル両教授の共著"Dialogical Meeting Social Networks"の翻訳『オープンダイアローグ』(日本評論社)を出版したばかりだった。

二〇一六年六月には、私の大学の後輩に当たる西村秋生医師が、東浦和に「だるまさんクリニック」を開業した。わが国ではほぼ初めて、ODの手法を全面的にとりいれたACTサービスを主軸としたクリニックである。西村氏も私と同様、オープンダイアローグに出会って人生が大きく変わった医師の一人で、こうした「変化の双方向性」には、いつも驚かされる。

二〇一六年九月にはケロプダスを再訪した。今回も実りの多い旅だったが、この訪問の目的の一つは、二〇一七年五月から東京で実施する予定のトレーニングコースの打ち合わせだった。さいわい、看護師のミア・クルティ氏、精神科医のカリ・バルタネン氏の快諾を得て、おおよその日程が確定した。

セイックラ教授は大学を退官し、二〇一六年一二月からヘルシンキでODトレーナー向けの二年間のトレーニングコースを開設している。現在、日本からは二名の精神科医と一名の心理士が本コースを受講中である。オープンダイアローグは、無資格での実施が禁じられているわけではないが、今後は研修コースや資格制度が整備されて、いっそう質の高い実践につながることが期待されている。

二〇一七年には、いよいよ日本初のODトレーニングコースが開始された。定員を大幅に上回る応募があり、主催する当方も驚いた。四〇名の受講生が一年間、一〇四時間に及ぶ研修を受講し、二〇一八年には補講として「ファミリー・オブ・オリジン」の研修が開催された。私も受講生の一人として参加したが、対話に関しては他に例を見ないほど濃密な経験になったと感じている。大げさではなく「生まれて初めて対話を経験した」と言えるような研修だった。第二回トレーニングコースの宣伝を兼ねて書いた「体験談」を以下に引用しておく。

オープンダイアローグの入門書を出版し、いちはやく臨床での応用をはじめてみた精神科医の立場からトレーニングコースを受講してみましたが、その経験に圧倒されました。もちろん対話は、誰でもできます。にもかかわらず、とても奥深い。いや、「深い」というと、孤独に研鑽を積んでいく修行系のイメージですが、それとはむしろ対極です。「深い」というよりも「広い」のです。チームでの対話がひらく広大でポリフォニックな空間で、自らの主体性を回復すること。その過程は決してスムーズなものではありません。頭ではある程度わかっていたつもりの「対話」が、身体を通すことで文字どおり血肉化され、その過程で「言葉を失う」経験を何度も味わいました。「言葉という他者」が私の身体の中で生まれ直す経験は、私自身が治療者としてもリセットされるような経験でした。もう一つ、個人的には、カリさんやミアさんのスーパーバイズのスタイルにも感銘を受けました。指導される側の安心と安全に配慮し、ダメ出しよりも自発的な気づきを重視するやり方は、私自身の教育のスタイルにも大きな影響をもたらし続けています。

セイックラ教授は、二〇一七年八月に開催された日本家族研究・家族療法学会に特別講演の演者として来日した。本大会では私が大会長をつとめ、「対話の未来」をテーマとした本学会では、講演以外にもワークショップやロールプレイなどにも参加していただき、学会員からも好意的な反響があった。同時期に東大の安田講堂で開催された教授の講演会には一〇〇〇人近い聴衆が集い、オープンダイアローグに対する関心はすでに社会的な広がりを示していることを痛感させられた。

精神医学界からの関心という点では、二〇一六年五月の精神神経学会における教育講演を皮切りに、さまざまな精神医学系の学会でオープンダイアローグについての講演を依頼される機会が増えた。また、専門誌も繰り返し特集を組んでおり、これまでに『精神療法』『精神科治療学』『N：ナラティヴとケア』などをはじめ、多くの雑誌が積極的にオープンダイアローグの記事を取り上げている。おそらく日本は、オープンダイアローグに対する精神科医やアカデミアの関心が最も高い国の一つではないかと推察される。

最後に、今後に予定されていることを短く述べておこう。ヤーコ・セイックラとトム・アーンキルの二冊目の共著"Open Dialogue and Anticipations"の私による翻訳は、昨年末にようやく完了し、今年（二〇一九年）の夏には出版される予定である。また二〇一九年は、カリとミアによる第二回のトレーニングコースの開催も予定されている。二〇二〇年には二名の精神科医がセイックラによるトレーナー研修を終えるため、今後はおそらく、トレーニングコースが毎年開催されることになるであろう。

振り返ると、実質五年ほどの間に、私を取り巻く状況はめまぐるしく変化した。母校の筑波大学に職を得たタイミングで、偶然ODと出会えたことは、つくづく幸運だったと思う。以来、まさに本稿のタイトルどおり、「走りながら考える」日々だった。それにしても、ODがこれほどの広がりを持つに至ったのは、ODNJPという組織の力がきわめて大きい。なにもかもがスムーズだったとは言わないにしても、

ODが一過性のブームで終わらず、現在も支持の輪が広がり続けているのは、この対話的な組織運営抜きには考えられなかった。

さて、本書に収めた村上靖彦氏との対談で、私は一種の「転向」を表明している。すなわち、臨床家としてのラカン派精神分析の立場から対話主義の立場への転向である。この点について問われることが増えたので、この場を借りて、少しばかり「釈明」を試みておこう。

対談中でも述べているように、私はもともと臨床家としてのラカンについてはそれほど評価していなかった（『ラカン　患者との対話―症例ジェラール、エディプスを超えて』（人文書院、二〇一四年）でそれは決定的になったのだが）。最近、ラカン派の俊英である精神科医、松本卓也氏が述べているように、ラカン理論は「垂直的」であり、対話主義は「水平的」である（ほぼ同様のことは、かつて同じくラカン派の藤田博史氏が「逆方向」と「順方向」という表現で述べていたが）。松本氏の整理は理論的なベクトルを指すものだが、実はこの表現は治療関係にこそよく当てはまる。

精神分析は分析家と分析主体（クライアント）という垂直の関係性に基づいており、わかりやすく言えば、これは上下関係である。そんなことはない、という反論もあろうが、そうでなければ分析家が「知っていると想定される主体」として、患者からの転移の対象になる、という発想そのものが出てこないはずだ。もちろんラカン派分析家は決して「分析家は分析主体よりえらい」などとベタなことは言わないだろう。しかし、治療関係の非対称性こそが転移の誘引であり、ラカン自身が精神分析の終わりを「分析主体（患者）が精神分析家になること」としている以上、そこには対等性や平等性への志向はないと言ってよい。主体の真理は、垂直的な関係においてはじめて解明される、と想定されているからだ。

対話主義は水平的、すなわちフラットな関係性を尊重する。これは「変化の双方向性」や「対話による共進化」を志向するためでもある。いずれもラカン派からみれば自己愛的な「治癒の幻想」とみなされるであろうことは、かつて「そちら側」の近傍にいた経験からも理解できる。しかし私は臨床家として、治療における「自己愛の補強」とそれをもたらす「幻想（ナラティブ）の力」を強く信任することにしたのだ。

……そうは言ったものの、それは臨床上の話である。ラカン派哲学者のジジェクが広く支持されていることからも明らかなように、今後も「ラカン」は強力な批評理論としては延命するだろう。おそらく私も、「副業としての批評」においては、ラカン的な語り口を援用し続けるだろう。社会がどれほど変容しようと、「言葉」や「欲望」、そして「セクシュアリティ」の根底には、否定神学的な構造を想定するほかはないからだ。早急に精神分析を否認し忘却することは、将来において「車輪の再発明」に似た愚かしさを反復する可能性がある。私個人の見かけ上の「ダブスタ」（多元主義？）にはそうした理由がある。もう一つ、「垂直」と「水平」は共依存的な関係にある、ということも小さく付記しておこう。

さて、本書も多くの人のお力添えによって完成をみることができた。
共著論文や対談の収録を快諾してくださった森川すいめいさん、西村秋生さん、村上靖彦さん、日々ODの研鑽をともにしてくれているODNJPの皆さん、そして表紙に素晴らしい絵画作品を提供してくださった坂口恭平さんに感謝します。また、本書をまとめるにあたっては、今回もほとんどの作業を日本評論社の小川敏明さんに担当していただきました。ここに記して感謝します。

二〇一九年五月一日　令和元年を迎えた水戸市百合が丘町にて　斎藤環

オープンダイアローグ主要文献

斎藤環著訳『オープンダイアローグとは何か』医学書院、二〇一五年

Seikkula J, Arnkil TE: *Dialogical meetings in social networks*. Karnac Books, 2006.（高木俊介、岡田愛訳『オープンダイアローグ』日本評論社、二〇一六年）

Seikkula J: Open dialogues with good and poor outcomes for psychotic crises: examples from families with violence. *Journal of Marital and Family Therapy* 28:263-274, 2002.（斎藤著訳『オープンダイアローグとは何か』）

Seikkula J, Olson ME: The open dialogue approach to acute psychosis: its poetics and micropolitics. *Family Process* 42:403-418, 2003.（斎藤著訳『オープンダイアローグとは何か』）

Seikkula J, Trimble D: Healing elements of therapeutic conversation: dialogue as an embodiment of love. *Family Process* 44:461-475, 2005.（斎藤著訳『オープンダイアローグとは何か』）

Seikkula J, Arnkil TE: Open dialogues and anticipations: respecting otherness in the present moment. National Institute for Health and Welfare, 2014.

Olson M, Seikkula J, Ziedonis D: The key elements of dialogic practice in open dialogue: fidelity criteria. version 1.1. University of Massachusetts Medical School, 2014. https://www.umassmed.edu/globalassets/psychiatry/open-dialogue/keyelementsv1.109022014.pdf（山森裕毅、篠塚友香子訳「オープンダイアローグにおける対話実践の基本要素―よき実践のための基準」http://umassmed.edu/globalassets/psychiatry/open-dialogue/japanese-translation.pdf）

Mackler D: An essay on finnish open dialogue: a five-year follow-up. April 8, 2015. https://www.madinamerica.com/2015/04/essay-finnish-open-dialogue-five-year-follow/

Andersen T: *Reflecting processes: acts of informing and forming*. Guilford Publication, 1995.（鈴木浩二監訳『リフレクティング・プロセス―会話における会話と会話』金剛出版、二〇一五年）

文献

1章

[＊1] 菊地武雄『自分たちで生命を守った村』岩波新書、一九六八年

2章

[＊1] Frances A: *Saving normal: an insider's revolt against out-of-control psychiatric diagnosis, DSM-5, big pharma, and the medicalization of ordinary life*. William Morrow, 2013.（大野裕監修、青木創訳『〈正常〉を救え―精神医学を混乱させるＤＳＭ-５への警告』講談社、二〇一三年）

[＊2] 冨高辰一郎『なぜうつ病の人が増えたのか』幻冬舎ルネッサンス新書、二〇一〇年

[＊3] Friedman RA: A dry pipeline for psychiatric drugs. NYTimes.com, 2013. http://www.nytimes.com/2013/08/20/health/a-dry-pipeline-for-psychiatric-drugs.html

[＊4] 針間博彦「統合失調症前駆期／精神病リスク症候群の症候学」『精神科』一七巻、二一五―二二四頁、二〇一〇年

[＊5] 桂雅宏、小原千佳、松本和紀「精神病アットリスク状態（ＡＲＭＳ）に対する早期介入」『臨床精神医学』四一巻、一四一三―一四一九頁、二〇一二年

[＊6] McGorry PD, Yung AR, Phillips LJ et al.: Randomized controlled trial of interventions designed to reduce the risk of progression to first-episode psychosis in a clinical sample with subthreshold symptoms. *Archives of General Psychiatry* 59:921-928. 2002.

[＊7] McGlashan TH: Psychosis treatment prior to psychosis onset: ethical issues. *Schizophrenia Research* 51:47-54, 2001.

[＊8] 多田真理子、永井達哉、小池進介他「東京大学精神神経科こころのリスク外来における早期発見・介入の試み」『精神科』一七巻、二三六―二三九頁、二〇一〇年

[＊9] 石倉習子、瀧本里香、吉崎清子他「東京都立松沢病院における早期支援の取り組み」『精神科』一七巻、二五二―二五六頁、二〇一〇年

[＊10] Echt DS, Liebson PR, Mitchell LB et al.: Mortality and morbidity in patients receiving encainide, flecainide, or placebo: the cardiac arrhythmia suppression trial. *The New England Journal of Medicine* 324:781-788, 1991.

[＊11] 石原孝二、佐藤亮司「統合失調症の『早期介入』と『予防』に関する倫理的問題―『早期介入』の多義性とARMSをめ

ぐって」『社会と倫理』二七号、一三五―一五一頁、二〇一二年
［＊12］Frances AJ: DSM-5 is in distress: the DSM's impact on mental health practice and research. PsychologyToday, 2012. https://www.psychologytoday.com/us/blog/dsm5-in-distress
［＊13］加藤忠史『岐路に立つ精神医学―精神疾患解明へのロードマップ』勁草書房、二〇一三年
［＊14］熊野宏明『新世代の認知行動療法』日本評論社、二〇一二年
［＊15］J・カバットジン（春木豊訳）『マインドフルネスストレス低減法』北大路書房、二〇〇七年
［＊16］武藤崇編著『アクセプタンス&コミットメント・セラピーの文脈―臨床行動分析におけるマインドフルな展開』ブレーン出版、二〇〇六年
［＊17］黒木俊秀「脳科学に接近する精神療法のゆくえ」『精神療法』四一巻、三〇六―三〇七頁、二〇一五年
［＊18］Raichle ME, MacLeod AM, Snyder AZ et al.: A default mode of brain function. *Proceedings of the National Academy of Sciences of the United States of America* 98:676-682, 2001.
［＊19］M・E・レイクル「浮かび上がる脳の陰の活動」『日経サイエンス』四〇巻六号、三四―四一頁、二〇一〇年
［＊20］Berkovich-Ohana A, Glicksohn J, Goldstein A: Mindfulness-induced changes in gamma band activity-implications for the default mode network, self-reference and attention. *Clinical Neurophysiology* 123: 700-710, 2012.
［＊21］Hasenkamp W, Barsalou LW: Effects of meditation experience on functional connectivity of distributed brain networks. *Frontiers in Human Neuroscience* 6:38, 2012.
［＊22］デイヴィッド・J・チャーマーズ（林一訳）『意識する心―脳と精神の根本理論を求めて』白揚社、二〇〇一年
［＊23］松本卓也「DSMは何を排除したのか？―ラカン派精神分析と科学」『現代思想』四二巻八号、八六―九七頁、二〇一四年
［＊24］ナシア・ガミー（村井俊哉訳）『現代精神医学原論』みすず書房、二〇〇九年
［＊25］Insel T: Post by former NIMH director Thomas Insel: Transforming diagnosis. The National Institute of Mental Health, 2013. http://www.nimh.nih.gov/about/director/2013/transforming-diagnosis.shtml
［＊26］Bakhtin M: *Problems of Dostoevsky's poetics*. Manchester University Press, 1984.
［＊27］宮内悠介『エクソダス症候群』東京創元社、二〇一五年
［＊28］中井久夫『治療文化論―精神医学的再構築の試み』岩波現代文庫、二〇〇一年

4章

[＊1]「編集後記」『現代思想』八巻一一号、二四六頁、一九八〇年

[＊2] ジル・ドゥルーズ、フェリックス・ガタリ（宇野邦一訳）『アンチ・オイディプス―資本主義と分裂症（上）』河出文庫、二〇〇六年

[＊3] 志紀島啓「ドゥルーズ：最も潜在的な自閉症―「スキゾ」概念の再検討」『日本病跡学雑誌』九一号、三一―四五頁、二〇一六年

[＊4] ジャック・ラカン（宮本忠雄訳）「心的因果性について」『エクリⅠ』弘文堂、一九七二年

[＊5] 斎藤環『文脈病』青土社、一九九八年

[＊6] 松本卓也「スキゾフレニーから自閉症へ」『ニュクス』一号、二三六―二四五頁、二〇一五年

[＊7] ドナ・ウィリアムズ『自閉症だったわたしへ』新潮社、一九九三年

[＊8] 綾屋紗月『発達障害当事者研究―ゆっくりていねいにつながりたい』医学書院、二〇〇八年

[＊9] テンプル・グランディン『我、自閉症に生まれて』学研、一九九四年

[＊10] 樫村晴香「ドゥルーズのどこが間違っているか？―強度＝差異、および二重のセリーの理論の問題点」『現代思想』二四巻一号、一七四―一九三頁、一九九六年

[＊11] ジル・ドゥルーズ（財津理訳）『差異と反復（下）』河出文庫、二〇〇七年

[＊12] 花村誠一「中核ないし解体型における分裂病性記号過程―魂の形而上学へのステップ」『分裂病論の現在』一一五―一四六頁、弘文堂、一九九六年

[＊13] 花村誠一「分裂病質の病理と創造―カフカとベケット」『臨床精神医学講座S8　病跡学』一七三―一九四頁、中山書店、二〇〇〇年

[＊14] 斎藤環「Open Dialogue: ことばの生成と強度の減衰」『現代思想』四二巻八号、六二―七七頁、二〇一四年

5章

[＊1] Bergström T, Alakare B, Aaltonen J et al.: The long-term use of psychiatric services within the Open Dialogue treatment system after first-episode psychosis. *Psychosis* 9:310-321, 2017.

6章

[＊1] Alanen YO: *Schizophrenia: its origins and need-adapted treatment*. Karnac Books, 1997.

[＊2] Bakhtinm M: *Problems of Dostojevskij's poetics*. Manchester University Press, 1984.

7章

[＊1] 森川すいめい「オープンダイアローグを実践するために必要なこと」『精神看護』一九巻二号、一二七―一三六頁、二〇一六年

[＊2] Alanen YO: Towards a more humanistic psychiatry: development of need-adapted treatment of schizophrenia group psychoses. *Psychosis* 1:156-166, 2009.

[＊3] 伊勢田堯「フィンランドとベルギーの精神医療改革」『こころの科学』一八〇号、六三―六九頁、二〇一五年

[＊4] 竹端寛「『ニーズの特定』から『ニーズへの適応』へ」『精神看護』一九巻一号、一八―二〇頁、二〇一六年

[＊5] Alanen YO: *Schizophrenia: its origins and need-adapted treatment*. Karnac Books, 1997.

[＊6] 中井久夫『家族の深淵』みすず書房、一九九五年

[＊7] 伊藤順一郎『精神科病院を出て、町へ―ACTがつくる地域精神医療』岩波書店、二〇一二年

8章

[＊1] 鈴木翔「『スクールカースト』とは何か？―首都圏の公立中学生を対象とした質問紙調査の分析から」『日本教育社会学会大会発表要旨集録』六二号、一九六―一九七頁、二〇一〇年

[＊2] 斎藤環『キャラクター精神分析―マンガ・文学・日本人』ちくま文庫、二〇一四年

9章

[＊1] 矢原隆行『リフレクティング―会話についての会話という方法』ナカニシヤ出版、二〇一六年

初出一覧（収録に際し、加筆修正を施した）

驚異の旅……『精神看護』一九巻一号、六―八頁、二〇一六年

1 オープンダイアローグ……石原孝二、河野哲也、向谷地生良編『シリーズ精神医学の哲学3　精神医学と当事者』一四三―一五三頁、東京大学出版会、二〇一六年

2 こころのトポスはどう変わったか……大澤真幸、佐藤卓己、杉田敦、中島秀人、諸富徹編『岩波講座　現代　第1巻　現代の現代性―何が終わり、何が始まったか』三二五―三五三頁、岩波書店、二〇一五年

3 「開かれた対話」と「人薬」（改題）……『家族療法研究』三二巻、一六六―一七二頁、二〇一五年

4 反‐強度的治療としてのオープンダイアローグ……『現代思想』四三巻九号、一〇〇―一一〇頁、二〇一五年

5 わが国におけるオープンダイアローグの可能性（改題）……『臨床心理学』一七巻、三二五―三二八頁、二〇一七年

6 オープンダイアローグ（開かれた対話）による統合失調症への治療的アプローチ（改題、森川すいめい、西村秋生と共著）……『精神科治療学』三二巻、六八九―六九六頁、二〇一七年

7 アウトリーチとオープンダイアローグ……『臨床精神医学』四六巻、二〇七―二一二頁、二〇一七年

8 〝コミュ障〟は存在しない……『こころの科学』一九一号、七七―八二頁、二〇一七年

9 「ほめる」こととリフレクティング……『こころの科学』一九六号、四〇―四五頁、二〇一七年

10 SF的視点が可能にした精神医療への批評……『週刊朝日別冊　小説トリッパー』二〇一五年秋季号、一七〇―一七一頁、二〇一五年

11 二人であることの病い？（改題）……『新潮』一一二巻一一号、二六四―二六七頁、二〇一五年

12 ポリフォニーを〝聞き流す〟……『ユリイカ』四七巻一九号、一二〇―一二六頁、二〇一五年

13 オープンダイアローグがひらく新しい生のプラットフォーム……『現代思想』四四巻一七号、二八―五八頁、二〇一六年

14 オープンダイアローグの日本への導入に際して懸念されること……『精神科治療学』三三巻、二七五―二八二頁、二〇一八年

走りながら考える……『N：ナラティヴとケア』八号、一〇一―一〇四頁、二〇一七年

付録

オープンダイアローグ 対話実践のガイドライン〔第1版〕

オープンダイアローグ・ネットワーク・ジャパン(ODNJP)

*本書の論説と密接にからむことから、関係者の承諾を得て、
ODNJPが現在配布中の実践のためのガイドラインを付録として収めることにした。

1 このガイドラインが目指すもの

1984年8月27日。この日は、オープンダイアローグの歴史にとって、特別な日になりました。

この日、オープンダイアローグ発祥の地であるケロプダス病院で、ある取り決めが交わされました。それは「クライアントのことについて、スタッフだけで話すのをやめる」という、とてもシンプルな取り決めでした[1]。

この日を境に、治療ミーティングは原則として、クライアントらと複数スタッフでなされることになりました。対話そのものがクライアントとともに治療方針を決めていく場所となり、治療スタッフだけで方針を決める場は不要になりました。この一日で、何もかもが変わったのです。

◆

オープンダイアローグは単なる「技法」ではありません。それが主として「統合失調症のケア手法」として発展してきたのは事実ですが、この言葉には現在、3つの側面があるとされています。すなわち、オープンダイアローグはこの地域の精神医療の「サービス提供システム」であり、「対話実践」の技法であり、その背景にある「世界観」を意味する場合もあります。

ケロプダス病院のスタッフであるミア・クルティさんがはじめて日本での講演会に登壇した際、私たちに問いかけた言葉を覚えています。「あなたがたは、何を変えたくてオープンダイアローグを学ぶのですか?」。

よいサービスを提供したい、すぐれた治療者になりたい、さまざまな思いが去来しました。本ガイドラインを手に取ってくださる皆様は、この問いからどんなことを感じましたか?

おずおずと実践に取り組みはじめた今、私たちを悩ませる分厚い壁の存在が見えてきました。半世紀以上もの間、薬物と入院を中心に据えてきた精神医療システムが、こころゆくまでの対話実践をはばんでいるのです。しかし、私たちはこうも思っています。今は焦るまい。こつこつと対話実践の輪を広げていけば、この老朽化し機能不全に陥ったシステムを、いつの日かまっとうな「サービス提供システム」に置き換えられるかもしれない。そう、ケロプダス病院がそれをなしとげてきたように。

そういうわけで私たちは、本ガイドラインを、特に対話実践の側面を伝えるために作成しました。オープンダイアローグがケアの技法としてすぐれていることもまた事実です。実際に現場で応用してみると、その素晴らしさは実感的に理解できます。それは「短期間で成果が出せる」といった、効率性の問題ではありません。なによりもクライアントや参加した関係者、さらにはセラピストの側の満足度がきわめて高く、双方向的に変化が起こるというすぐれた特徴があります。治療や治癒という言葉は、オープンダイアローグによって生ずる変化の総体の、ごく一部を指し示す言葉でしかありません。

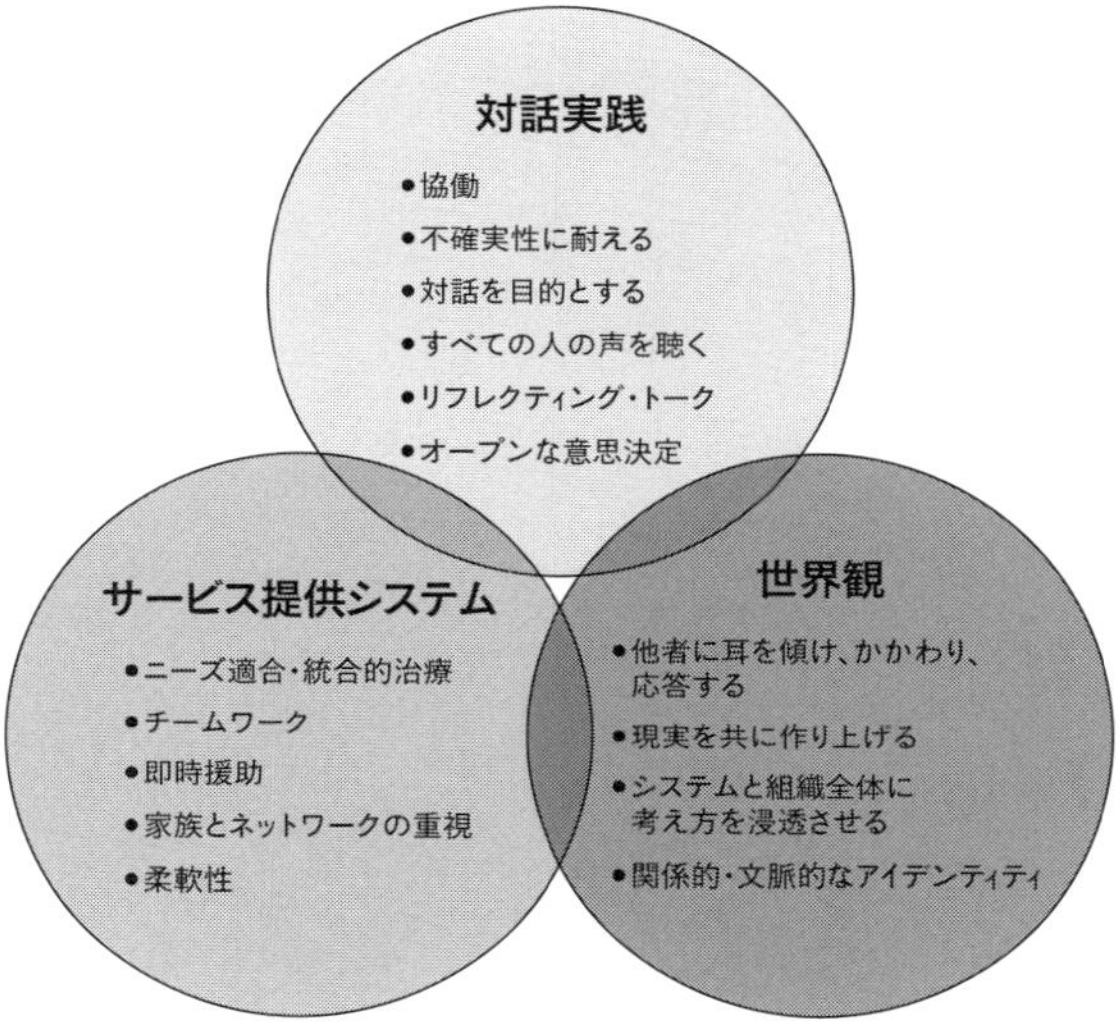

対話実践
●協働
●不確実性に耐える
●対話を目的とする
●すべての人の声を聴く
●リフレクティング・トーク
●オープンな意思決定
サービス提供システム
●ニーズ適合・統合的治療
●チームワーク
●即時援助
●家族とネットワークの重視
●柔軟性
世界観
●他者に耳を傾け、かかわり、応答する
●現実を共に作り上げる
●システムと組織全体に考え方を浸透させる
●関係的・文脈的なアイデンティティ

オープンダイアローグの3つの側面［2］

オープンダイアローグの対話実践は、ライセンスなしでの実践が禁じられているわけではありません。本ガイドラインで基本的な考え方とやり方をしっかり理解して、クライアント側からのフィードバックを受けながら実践すれば、初心者でもクライアントとの対話を深めることができます。一度でも「良い対話」を経験すると、その記憶は深く刻印され、セラピストのあらゆる実践に対して影響を及ぼしはじめます。その意味で私たちは、さまざまな支援現場で「とりあえず実践してみること」を勧めたいと考えています。

本ガイドラインは「オープンダイアローグのマニュアル」ではありません。つまり、これさえ読んでおけば、誰でもオリジナル通りのオープンダイアローグが実践できるようになるテキストではありません。「オープンダイアローグ的な対話」の手法や考え方を簡潔に整理したものであり、まず「ここを起点として、チーム内での対話を促すためのガイドライン」を目指しました。

私たちは本ガイドラインを「すでにオープンダイアローグの対話を実践している方」と「これからオープンダイアローグの対話を実践したいと考えている方」のために作成しました。すでに実践に取り組んでいる方は、ご自分の実践がオープンダイアローグの基本原則に即しているかどうかを自己点検するためにご活用ください。また、これから実践に取り組もうとされる方には、実践のハードルを下げ、とりあえずスタートラインに立っていただくことを目指しました。

◆

本ガイドラインでは、オープンダイアローグの紹介の際に必ず言及されると言ってよい7つの原則を日本の読者向けにわかりやすく解説したセクション（「2　オープンダイアローグの7つの原則」）と、オルソンたちが開発したオープンダイアローグの対話実践の12の基本要素にもとづきながら、日本版用に順番や解説部分をアレンジしたセクション（「3　対話実践の12の基本要素」）を設けました。この2つのセクションが、本ガイドラインの中核となります。

次のセクション（「4　さあ、対話をはじめよう」）では、オープンダイアローグの対話実践の注意点や具体例について述べました。オープンダイアローグの対話実践は、その基本的な考え方をきちんと守って実践すれば、深刻な副作用はまず生じません。ただし、実践の際にくれぐれもお願いしたいのは、本ガイドラインの「チェックリスト」（「5　振り返りのためのチェックリスト」）を活用することです。独りよがりな実践になることを避ける意味でも、クライアントからのフィードバックを受けながら自己学習を深めていくことをお勧めします。

また本ガイドラインには、オープンダイアローグの対話実践の経験をある程度積んだ専門家が、研修や指導、スーパーヴィジョンをおこなう場合のガイドライン（「6　研修や指導、スーパーヴィジョンのためのガイドライン」）も記されています。安全と安心が保証された空間において、双方向的に変化と学習が起こること。この対話実践の本質は、治療場面においてもスタッフ間の話し合いにおいても、もちろんスーパーヴィジョンの場合でも変わることはありません。

本ガイドラインの最後のセクション（「7『対話を対話的に学ぶ』ためのワーク例」）では、ワークショップ等で対話的実践を学ぶためのさまざまな手法について紹介しています。

◆

オープンダイアローグの対話実践は医療機関に限らず、福祉や教育など、あらゆる対人支援の現場で応用することが可能です。なかなか踏み出せないなら、同僚や仲間を募って、ワークやロールプレイからはじめてみるのもよいでしょう。本ガイドラインには、そうした対話的ワークの進め方も記されています。さらなる自己学習を進めるためにも、スタッフ間でのワークの経験を積み重ねていかれることをお勧めします。

オープンダイアローグの対話実践は、専門家のトレーニングを受けることで、より高い成果が期待できます。ケロプダス病院などでおこなわれているトレーニングコースでは、4年間をかけて家族療法の基本やスーパーヴィジョンなどを含む濃密な研修をおこないます。将来、日本にも本格的なトレーニングコースが導入されるまで、本ガイドラインを自己研鑽にお役立てください。

「理解を共有すること、『これが答えだ』というものはなく、答えを一緒に作り上げていくこと、それが一つのプロセスにしか過ぎないということ」。創始者のひとり、ビルギッタ・アラカレさんの言葉です。皆様の実践が、いっそう豊かなプロセスにつながる実践になりますように。

2 オープンダイアローグの7つの原則

ここに示す7つの原則[3]は、豊富な臨床実践と臨床研究をもとに導き出された、オープンダイアローグの骨格をなすものです。このうち1〜5はオープンダイアローグの実践を可能にする精神医療システムの原則を、6と7はオープンダイアローグにおける対話実践の理念・思想をあらわしています。今あるオープンダイアローグの目覚しい成果はどれも、これらの原則に根ざした実践があってこそ蓄積されてきたものです。

一方で、国も制度も異なる日本において、これらの原則を今すぐすべて満たせるかというと、残念ながら難しいのが現実です。「こんなに効果のあるオープンダイアローグを、日本でもできますか?」という問いに対して、現時点では積極的には肯定的回答ができないのは、そのためです。

しかし、クライアントや家族にとって、これらの原則がどれほど切実で重要かは、国や制度がいくら違おうとも何ら変わることはありません。治療チームのメンバーはもちろん、クライアント、家族、さまざまな関係者も含めて、この7原則についての共通理解を持ち、対話を続け、今できることを小さなことからでも実践し続けていくことで、私たちが求めている新たな変革への確かな一歩を踏み出すことができるでしょう。

そこで本ガイドラインではまず、誰もが共通した理解を持てるよう、これら7原則が何を意味しているのかをわかりやすい言葉で示したうえで、各原則の背後にあるオープンダイアローグの大切な考え方を付記しました。そして、各原則について、今の日本のシステムにおいてもまず目指しうる事柄を例示しました。ここに示した例にとどまらず、多くの新しいチャレンジが生み出されることを願っています。

1　即時対応（Immediate help）

→必要に応じてただちに対応する

考え方

◎初回の連絡があったときから24時間以内に治療チームを立ち上げ、対応する。

◎症状はクライアントにとってこれまで言葉が見つからなかったような思いや体験のあらわれであり、それが表現されるのは、危機が起こった最初の数日間に限られるからである。

まず目指すこと

◎24時間以内の対応は難しくても、ニーズに合わせてできるだけ即座に対応する。

2　社会的ネットワークの視点を持つ（A social networks perspective）

→クライアント、家族、つながりのある人々を皆、ミーティングに招く

考え方

◎クライシスはクライアントを取り巻く人々との関わりの中で起きている。

◎つながりのある人々とは、友人・知人、関係機関の担当者などである。

◎誰を招くかは本人の同意にもとづく。

まず目指すこと

◎クライアントと家族の話を別々の場で聞くことはやめる。

◎大切なつながりのある人はなるべく招くように話し合う。

3　柔軟性と機動性（Flexibility and mobility）

→その時々のニーズに合わせて、どこででも、何にでも、柔軟に対応する

考え方

◎個別の事情を考慮せずにスタッフや機関の都合に合わせた、一般的なプログラムは使わない。

◎ニーズがあれば、自宅ででも、毎日でも、ミーティングをおこなう。

まず目指すこと

◎今ある制度の中でできる工夫を何でも試す、または新しい

原　語	一般的な訳	意　味
1. Immediate help	即時対応	必要に応じてただちに対応する
2. A social networks perspective	社会的ネットワークの視点を持つ	クライアント、家族、つながりのある人々を皆、治療ミーティングに招く
3. Flexibility and mobility	柔軟性と機動性	その時々のニーズに合わせて、どこででも、何にでも、柔軟に対応する
4. Team's responsibility	責任を持つこと	治療チームは必要な支援全体に責任を持って関わる
5. Psychological continuity	心理的連続性	クライアントをよく知っている同じ治療チームが、最初からずっと続けて対応する
6. Tolerance of uncertainty	不確実性に耐える	答えのない不確かな状況に耐える
7. Dialogism	対話主義	対話を続けることを目的とし、多様な声に耳を傾け続ける

サービスを創り出す。

4 責任を持つこと（Responsibility）

→治療チームは必要な支援全体に責任を持って関わる

考え方

◎他機関・他部門の支援が必要なときは、そこにクライアントをまわすのではなく、その人たちを治療ミーティングに招いて、ともに対話する。

まず目指すこと

◎病棟、保健所、行政、学校など、他の機関が関わる場合も、治療チームが出かけていって、ともに対話する。

5 心理的連続性（Psychological continuity）

→クライアントをよく知っている同じ治療チームが、最初からずっと続けて対応する

考え方

◎クライアントや家族、関係者のことをよく知っている人が、治療の全プロセスを通して治療ミーティングに参加する。

◎治療プロセスの全体において、さまざまな支援を一つのまとまりのあるものとして統合し、相互の効果を高め合うようにする。

まず目指すこと

◎異動等があっても、可能な限り誰か1人はチームに残って橋渡し役となる。

6　不確実性に耐える（Tolerance of uncertainty）[4]

→答えのない不確かな状況に耐える

考え方

◎結論を急がない。

◎すぐに解決したくなる気持ちを手放す。

◎葛藤や相違があったとしても、その場にいる人々の多様な声を共存させ続ける。

◎対話を続ける中でこそ、そのクライアントと家族ならではの独自の道筋が見えてくる。

7　対話主義（Dialogism）[4]

→対話を続けることを目的とし、多様な声に耳を傾け続ける

考え方

◎対話することは何かの手段ではなく、それ自体が目的であり、解決はその先に現われるものである。

◎スタッフは、いかなる状況にあるクライアント、家族、関係者とでも対話を続けられるよう、対話の力を磨き続ける。

3　対話実践の12の基本要素

ここに示す12の基本要素[5]は、オープンダイアローグの3つの側面のうち「対話実践」に関わる必須要素を示したものです（左図参照）。

このうち2つの要素は、オープンダイアローグの対話実践全体に関わる要素であるため枠囲みで強調し、あとの10要素は、治療ミーティングの大まかな流れに沿うように配置しました。ここには、何人で面接をするか、誰を面接に招くか、面接をどのように進めるか、〝問題行動〟をどのようにとらえるか、〝症状〟をどのように扱うか、スタッフ同士の対話をどこでどのようにおこなうかといった、対話実践をめぐるさまざまな基本要素が示されています。いろいろな〝問題行

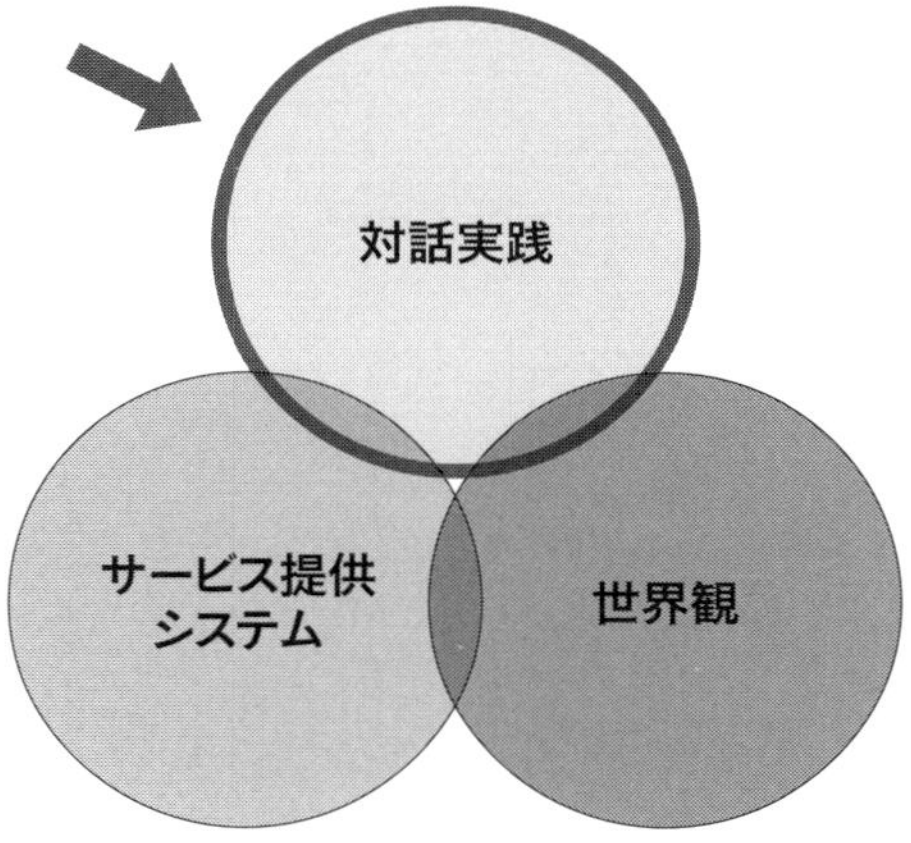

動〃や、幻覚・妄想などの重い〃症状〃がみられる場合でも、これらの基本要素は変わりません。

しかし、今の日本では、これらは決して一般的なことではありません。「この基本要素はどのようなことを言おうとしているのだろう?」「ここに示されている基本要素を効果的に実践するにはどうしたらよいのだろう?」と思われたときは、ぜひまず、オープンダイアローグに関心を持つ人々の間でそうしたテーマについての対話を重ねるとともに、クライアントたちと治療ミーティングをおこない、フィードバックを受けるといった積み重ねの中で、学びを深めていただければと思います。そしてゆくゆくは、オープンダイアローグの正式なトレーニングコースにご参加いただき、対話の力をさらに養っていただければと思います。

オープンダイアローグの対話実践全体に関わる要素

1 本人のことは本人のいないところでは決めない
(Being transparent)

2 答えのない不確かな状況に耐える
(Tolerating uncertainty)

治療ミーティングの流れに関する要素

3 治療ミーティングを継続的に担当する2人(あるいはそれ以上)のスタッフを選ぶ
(Two (or more) therapists in the team meeting)

急性期や慢性期の重篤な状況において効果的な対話をおこなうには、2人以上の同じスタッフが継続的に対話に参加することが必要です。スタッフが2人以上いることでリフレクティング(後出、対話実践の基本要素12参照)が可能になり、言葉にならない声や理解することが難しい声も等しく価値のあるものとして共存しうる場を作ることができます。

4　クライアント、家族、つながりのある人々を、最初から治療ミーティングに招く（Participation of family and network）

ミーティングを設定するとき、「この状況を気にかけてくれている人は誰ですか?」「誰が協力してくれそうですか?」「初回のミーティングに参加できそうな人は誰でしょうか?」「誰がその方々に声をかけるとよいでしょうか?」と尋ね、本人と丁寧に相談しながら、クライアントとつながりのある大切な人々を治療の最初からパートナーとして迎え入れます。暴力や暴言のために一緒に会うことが難しい場合には、その人たちと個別に会うこともできます。

5　治療ミーティングを「開かれた質問」からはじめる（Using open-ended questions）

初回の治療ミーティングで一人ひとりに常になされる大切な質問は、「今日、この場に来られたいきさつはどのようなものでしたか?」「今日のこの場をどのように使いたいですか?」という2つです。このうち2番目の質問は毎回の治療ミーティングでも尋ねます。そうすることで、治療ミーティングに対するそれぞれの考えを等しく聞くことができ、かつ、そこで何を扱うかを参加者自身が決めることができます。語られたことに対しては他の参加者が応答する機会を設けながら、治療ミーティング全体が開かれた質問によって展開するようにしていきます。

6　クライアントの語りのすべてに耳を傾け、応答する（Responding to clients' utterances）

クライアントの語りには、言葉で語ること、身体で語っていること、沈黙、そして未だ語られていないものすべてが含まれます。スタッフはこれらの語りに対して、次の3つの方法で応答します。

（A）クライアント自身の言葉を使うこと
（B）こまやかな応答を欠かさずに傾聴すること
（C）沈黙を含む非言語的な反応をキャッチし続けること

これらのことを通してその場に穏やかで受容的な雰囲気がかもし出され、これまで誰にも語られなかった大切な物語が安心して語られる余地が生まれます。

7　対話の場で今まさに起きていることに焦点を当てる（Emphasizing the present moment）

対話の場では、誰かが話しているその瞬間にも、関心、怖れ、喜怒哀楽の感情など、さまざまな反応が生まれ続けています。治療チームは、外から話題を持ち込んで話の流れを作ったり、語られていることの内容にばかり関心を取られるのではなく、今、その瞬間に起こっていることに注意を向け、応答し、参加者の心がそのとき大きく揺れ動いたことについて安心して語れる場を開きます。

8 さまざまな物の見かたを尊重し、多様な視点を引き出す（多声性：ポリフォニー）(Eliciting multiple viewpoints)

対話実践では、意見の一致を目指すのではなく、さまざまな声の創造的な交換を目指します。そのため、スタッフは次の2つのポリフォニーが引き出されるよう関わります。

（A）外的な（その場に集まった複数の人々による）ポリフォニー：
その場に集まったすべての人の声が聞かれ、尊重される場を作ります。また、それが妨げられるような動きに対処します。

（B）内的な（ひとりの人の心の中に存在する）ポリフォニー：
それぞれの人が自分の心の中にあるさまざまな考えや経験を探索し、矛盾していることも含めて、言葉を見つけることができるよう工夫します。

9 対話の場では、お互いの人間関係をめぐる反応や気持ちを大切に扱う (Use of a relational focus in the dialogue)

問題や症状をめぐる状況にも、対話の場で起こることにも、そこにいる人同士の関係性が色濃く影響します。そのため対話実践では、円環的質問法[6]など、人間関係にまつわるさまざまな質問方法を用いて、関係性をめぐる事柄を大切に扱います。ただし、構造化された面接技法としてではありません。対話の流れの中でそこしかないというタイミングにおいて控えめに働きかけてこそ、クライアントにとっての新しい展開が拓かれるのです。

10 一見問題に見える言動であっても、〝病気〟のせいにせず、困難な状況への〝自然な〟〝意味のある〟反応であるととらえて、応対する (Responding to problem discourse or behavior as meaningful)

問題や症状を病的なものとしてとらえるのではなく、それがその人自身にとってどのような意味を持つものなのかに耳を傾けていきます。それにより、「誰が健康で誰が病気か」「何が正解で何が間違いか」といった区別や隔たりを乗り越え、「困難な状況への自然な反応」であるという新しい理解がその場にいる人々の間に生まれます。ただし、法に触れる行為（暴力、犯罪など）については、認めることなく、警察を介して淡々と対応します。

11 症状を報告してもらうのではなく、クライアントの言葉や物語に耳を傾ける（Emphasizing the clients' own words and stories, not symptoms）

対話実践では、症状の報告ではなく、その人の人生で何が起こったのかについて、彼らの経験、考え、感情に耳を傾けます。あまりに恐怖や苦しみが大きい重要なテーマがあって、症状という形でしかあらわすことができないときは、言葉がたった一言しか出ないこともあります。そんなときは、次の新しい言葉が見つかるまでその一言を大切に引き継ぐことを繰り返しながら、その人の体験をその場にいる人たちが共通して理解できるよう目指します。

12 治療ミーティングでは、スタッフ同士が、参加者たちの語りを聞いて心が動かされたこと、浮かんできたイメージ、アイディアなどを、参加者の前で話し合う時間を取る（リフレクティング）（Conversation amongst professionals（reflections））

リフレクティングとは、スタッフ同士が参加者の目の前で、話を聞いている際に心に浮かんだ考え、印象、感情、関連性について語ったり、今後の治療計画について相談したりすることです。通常はスタッフルームの中で語ることを参加者の前で語るということは、前出の対話実践の基本要素1「本人のことは本人のいないところでは決めない(Being transparent)」の一環でもあります。

リフレクティングは参加者のほうを見ずに、スタッフ同士でだけ顔を見合わせながらおこないます。そうすることで、参加者は「話す時間」と「聞く時間」を分けることができます。つまり話す時間には他の人々と対話することができ（外的対話）、聞く時間（リフレクティングの時間）には、スタッフの言うことに応答するプレッシャーを感じることなく自分の心の声と対話することができます（内的対話）。リフレクティングの時間はまた、セラピスト自身にとっても、自分の内的対話へアクセスする時間となります。

リフレクティングが終わったら、その話し合いについて参加者がどう感じたかに耳を傾けます。

4 さあ、対話をはじめよう

◎対話の目的は「変えること」「治すこと」「(何かを)決定すること」ではありません。対話を続け、広げ、深めることを目指しましょう。

◎「議論」「説得」「説明」は対話のさまたげにしかならないことを理解しましょう。

◎クライアントの主観、すなわち彼が住んでいる世界をみんなで共有するイメージを大切にしましょう。「正しさ」や「客観的事実」のことはいったん忘れましょう。

◎対話が安心・安全の場になることを大切にしましょう。

以上は、オープンダイアローグの対話実践をはじめたばかりの人が、特に誤解しがちな点です。これらに注意しながら、現場での実践例を具体的に記してみます。

導入

◎対話的な空間への導入は、時間と状況の許す限り、丁寧におこないます。

◎治療チーム(2〜3人)は、クライアントのチーム(本人、家族、関係者)を部屋に招き入れて、座る場所を選んでもらいます。

◎まずは治療チームが自己紹介します(心理士の○○と言います。「○」と呼んでください)。少なくともスタッフ間では役割で呼ばず、「さん」付けで呼び合います。その後、参加するクライアントチームにも1人ずつ自己紹介をお願いしつつ、それぞれに何と呼んでほしいか確認します(「○○さんとお呼びしてかまいませんか?」など)。

◎ファシリテーターから「ここへ来たいきさつは何ですか」「この場にどんなことを期待しますか?」「今日ここに来ることについてどんなことを考えましたか?」「今日はどういったお話をなさりたいですか?」「今日は何について話しましょうか?」「どういうふうにはじめますか?」「ここに来ることに誰がいちばん賛成していて、誰がいちばん反対していますか?」などと口火を切ります。できるだけ全員に機会があるように。

＊1「体調はどうですか？」「仕事は順調ですか？」などと話題を限定しないこと。

＊2 特に「今日ミーティングに参加したいきさつ」「このミーティングに期待すること」を聞いておくことは大切です。全員に関心をもっていること伝えつつ、それぞれの期待や考えを早めに把握するためです。

◎時間が十分に取れない場合など、あらかじめ「今日はこれから40分ほどお話をお聞きします」のように、ミーティングに使える時間を伝えておくのも良いでしょう。

聞くことと話すこと

◎質問はできるだけ「開かれた質問（「はい」「いいえ」で答えにくい質問）」をしてください。クライアントにとって、今、最も重要なことについて答えてもらうためです。

◎治療スタッフはできるだけクライアントや家族にいろいろな質問をしてください。全員が発言しやすいように。

◎「聞くことと話すことを丁寧に分ける」ことを常に意識します。具体的には、誰かが話しているときには、他の人はその話をむやみに遮らず、じっくり聞くようにする姿勢が大切です。

◎「自分の発言が相手にどんなふうに響いているか」について、できるだけ注意を向けましょう。

◎前半は質問と傾聴を重ねながら、クライアントのつらさや苦しさの言語化と共有をはかります。「この人はどんな世界に生きているんだろう」という関心や好奇心を大切にしてください。その人の世界、その人の主観をみんなで共有することを大切にしてください。

◎ただ聞くだけではなく、治療者の内面にわきおこる感情にも注意を向けましょう。応答する場合には、治療者の個人的感想をまじえて応答してもよいでしょう（「そのエピソードを聞いて、私も胸が苦しくなりました」「私にも同じくらいの子どもがいますが、親としては心配ですよね」など）。

◎クライアント１人がしゃべり続けることのないように、家族にも十分に発言の機会を与えてください。

◎クライアントの訴えを解釈しすぎないようにしましょう。特に不安を引き起こすような解釈（「本当は〜と考えているのではありませんか？」など）は控えましょう。

◎このパートでは診断やアドバイスはできるだけ控えます。クライアントから質問された場合は「私はこう思いますが、詳しくはまた後で話します」としてリフレクティング（後述）で話すようにしてもよいでしょう。

リフレクティング

リフレクティング・トークは家族療法家のトム・アンデルセンとその同僚が開発した手法ですが、いまやオープンダイアローグの根幹をなす手法の一つになっています。患者や家族の訴えを聞き、当事者の目の前で専門家同士が意見交換をし、それに対して患者や家族が感想を述べる。ごく簡単にいえば、この過程を繰り返すことがオープンダイアローグにおけるリフレクティングです。具体的には、当事者の目の前で専門家同士の話を聞いてもらいながら、ケースカンファレンスをするような状態をイメージしてください。

リフレクティングにはどんな意味があるのでしょうか？ それを簡潔に述べるのは容易ではありません。対話にさまざまな「差異」を導入し、新しいアイディアをもたらすこと、参加メンバーの内的対話を活性化すること、当事者が意思決定をするための「空間」をもたらすこと、などが指摘されています。以下に、具体的な進め方をまとめておきます。

◎ファシリテーターの合図で「リフレクティング」をはじめます。リフレクティングのタイミングや回数は自由に設定してかまいません。重要な話題にさしかかったとき、スタッフの感情が強く動かされたとき、重要な方針についてコメントをしたほうがよいと感じたとき、どんなふうにミーティングを進めるべきか考えたいとき、など。タイミングがつかめない場合は、ミーティングのしめくくりの過程の一部としてはじめることもあります。

◎その際「これから私たちだけで話し合いますから、少し聞いていていただけますか？」とクライアントチームに断ります（クライアントが慣れている場合は、あえて断らずにはじめてもかまいません）。

◎クライアントチームとの間に「透明な壁」を想定します。リフレクティングの間は、クライアントや家族とは目を合わせません。

◎クライアントの目の前で、治療者チームが対話をします。「その場で話されたこと」についての感想を交わしながら、診断や治療方針についてもここで話し合われます。

◎過去の話題や、対話と無関係な知識についての話題はできるだけ控えるようにします。

◎「こんな対応をしてみては」といった具体的な提案やアドバイスもここでおこないます。

◎ただし、「リフレクティング＝アドバイスのための時間」とは考えないこと。むしろ、聞いている姿勢や対話を促進するための時間と考えましょう。広げるために話すのです。

◎自分の思いついた治療上のアイディアを熱心に語りすぎないように注意しましょう。また、リフレクティングのときに治療者チームが話す時間が長くなりすぎないように気をつけます。当事者の話を聞く時間が少なくなってしまうからです。

◎基本的には、「症状」や「診断」よりも、本人が「困っていること」に焦点を当てます。たとえば「幻聴を訴える統合失調症患者」ではなく「そこにいない人の声に悩まされている人」というふうに理解します。

◎マイナス評価は控えます。むしろ努力していること、苦労していることに焦点を当てて共感的にやりとりします。

◎一通りやりとりしたら、本人や家族に感想を聞いてみましょう。

しめくくり

◎時間に余裕があれば、しめくくりは丁寧におこないましょう。「そろそろ終わりの時間が近づいているようです」「ミーティングを終える前に、もう一度お話ししておきたいことはありますか」などと言いながら、感想を詳しく聞いたり、今後の方針について決めたりします。

◎最後にファシリテーターが「今日決まったこと」を確認して終了します。

＊「決めること」が対話の目的にならないように注意してください。

◎全体の時間は、だいたい1時間～1時間半程度で十分でしょう。

◎終了後、クライアントにチェックリストを渡して評価してもらってください。

対話実践のヒント

●クライアントの暴言や暴力の危険が高まったとき

チーム治療の場面で、こうした事態はそれほど頻繁には起こりません。危険を感じた時は「対話が続けられませんから、それ（暴力など）はおやめください。席について、対話に戻りましょう」と淡々と対応します。

＊基本的にはこれで対応できます。それでも身の危険を感じた場合は、警察の介入も考慮に入れましょう。

●対話を広げるための質問例

「今この場に○○さんがいたら、なんと言ったでしょうね」

「そのことについては、ご家族の中でどのように決まるのですか」

「その問題について、皆さんはどうなさってこられましたか」

「（父以外の人に）＊＊のとき、お父さんはどんな気持ちだったと思いますか」

「もし問題が解決したとしたら、みなさんはどうなると思いますか」

「そうなるためには、どうすれば良いと思いますか。仮定の話で」

「この前のときもそうでしたか（この前の時はどうでしたか。その前のときは……）」

「自分の言動が他の家族にどんな影響を与えていると思いますか」

5 振り返りのためのチェックリスト

このチェックリストは、対話の振り返りやフィードバックをしやすくするためのツールです。クライアントが使う場合は、ミーティングに対して不満を感じたときに、治療チームの側の問題を発見し指摘しやすくするために使用してください。治療チームはセルフチェックのために使ってください。ただし、他の治療チームの実践の評価に用いることは推奨できません。

1 治療チームは2人以上でしたか？

2 前回と同じメンバーでしたか？

3 前回のミーティングからの間隔は適切でしたか？

4 開かれた質問（「はい」「いいえ」では答えられない質問）からはじまりましたか？

5 全員に発言の機会がありましたか？

6 あなたは言いたいことを十分に話せましたか？

7 あなたやあなたの家族の発言が無視されることはありませんでしたか？

8 あなたやあなたの家族が叱られたり、批判されたりしたように感じたことはありませんでしたか？

9 治療スタッフ側の意見を押しつけられたり、説得されたりはしませんでしたか？

10 誰か1人の意見ばかりが通るようなことはありませんでしたか？ いろいろな意見が引き出されましたか？

11 あなた方の目の前で、治療者どうしの話し合い（リフレクティング）がなされましたか？

12 リフレクティングで話されたことは、あなたにとって役に立ちましたか？

13 スタッフは、あなたの話したことに十分に共感してくれましたか？

14 大切な決定はすべて、あなたの目の前でなされましたか？

15 ミーティングの雰囲気は、安全で安心できるものでしたか？

16 ミーティングの「後味」は良いものでしたか？

6 研修や指導、スーパーヴィジョンのためのガイドライン

オープンダイアローグの対話実践の原則は、治療ミーティングにおいてだけでなく、研修やスーパーヴィジョンの場面においても徹底されるべきものです。本セクションでは、研修や指導、スーパーヴィジョンにおいて守られるべきガイドライン（注意点と避けるべき点）をまとめました。

◎オープンダイアローグの対話実践の研修や指導、スーパーヴィジョンもまた、対話主義的になされることが望ましい。

◎オープンダイアローグの対話実践の研修は、原則と基本要素についての簡単な講義に加え、多数のワークとロールプレイを通じてなされることが望ましい。

◎教える者と学ぶ者は対等の関係を保つべき。

◎教える立場からみて学ぶ者の対応が好ましくないと思われた場合は、患者や家族の前で、すなわちリフレクティングにおいて別のアイディアを提案するか、その場で疑問や不安を表明することが望ましい。ただし良きマナーを守って。

◎指導やスーパーヴィジョンで取り上げるのは、あくまで「その場で語られたこと」であり、過去の話題や外部の知識を持ち出すことは控える。

◎教える者が場の主導権を取り上げて、自分自身の専門的なやり方で「正解」を指し示したいという誘惑を感じたら、それは治療においても研修においても、つまり対話主義にとって危機的状況であるということを意識する。

◎教える者が「重要なこと」や「正しいと思われること」を学ぶ者にそのまま「教え」たいという誘惑に対しては、禁欲的であることが望ましい。

◎あるメンバーの発言に不適切な傾向がある、あるいはミーティング全体が行きづまり停滞していると感じられた場合は、メタコミュニケーション、すなわち「対話についての対話」を試みる。具体的には「このメンバーの発言がクライアントの不安を掻き立てていないか心配している」「この対話が袋小路に入り込んでいることを懸念している」などの形で。

◎患者や家族のいないところで、教える者が学ぶ者の未熟さや欠点を「批判」することは、二重の意味で対話主義的とは言えない。そうした非‐対話主義的な関係性は、治療ミーティングにおいて形を変えて反復される可能性があり、避けるべきである。

7「対話を対話的に学ぶ」ためのワーク例

本ガイドラインでは対話の手法や考え方を中心に紹介していますが、実践していくにあたってはその知識を学ぶだけでは不十分です。実際の対話場面では、体の姿勢、視線、応答の態度、声のトーン、話すスピードや間《ま》、表情や感情など、体全体あるいは自身の存在そのものすべてを使う必要があると言っても過言ではありません。そのような意味では、音楽演奏やスポーツの練習に近いものがあると言えるでしょう。一朝一夕に身につくものではなく、上達には多くの練習と経験が必要です。

実際にオープンダイアローグのトレーニングコースでは、参加者同士での対話的ワークに多くの時間が割かれています。それが対話の練習機会であるのと同時に、それぞれの参加者が自分の立場からどのように感じ、考え、振り返り、共有するかというプロセスを経験する場にもなっており、結果として大きな学びにつながります。

代表的な対話的ワークの一部を以下にお示ししますので、対話実践にあたり、仲間のみなさんと一緒に「対話を対話的に学ぶ」ための参考としていただければ幸いです。

リスニング・ワーク （人数のめやす：2人）

1 **2人でペアを作ります。**

2 **1人は話し手として、「今、心の中に浮かんでいること」「自分の中にある気持ちや感覚」について5分ほど話します。もう1人は聞き手として、話を聞くことに徹します。言葉による応答は必要最小限に控え、視線や姿勢やうなずきなどノンバーバルな部分を主として使いながら聞くよう心がけます**（「からだ全体で聞いてください」などとガイドされます）。

3 **話す人と聞く人を交代します。5分ずつであれば合計10分です。時間は適宜調整してください。**

◎対話実践の基本となるワークです。話す人は話すことに徹し、聞く人は聞くことに徹します。話し手は「今この瞬間に、心の中にある思いや身体に起きてきた反応」について話します。聞き手は、「話を聞いてどんな感覚が自分の中に生じたか」に注意を向けながら聞きます（その感覚をたよりに相手に応答するので、とても重要な作業になります）。

◎お互いに「今この瞬間の自分自身」に注目しながら、話すと聞くを繰り返して思いをシェアしていきます。自分の思いが十分に受け止められたか、そのときにどんな感覚が生じたかについても後でお互いにシェアしてみてください。受け止めてもらうことで安心・安全な感覚が生まれると理想的です。

◎このワークはトレーニングセッションの開始時、あるいは他のワークが終わってその感想をシェアするときなどにおこないます。いったん2人でリスニング・ワークをおこなった後、さらに大きいグループ（ワーク参加者全員）で思いをシェアする流れになることもあります。人数が合わない場合、3人で臨機応変に（1人が語り手、2人が聞き手など）おこなってもかまいません。

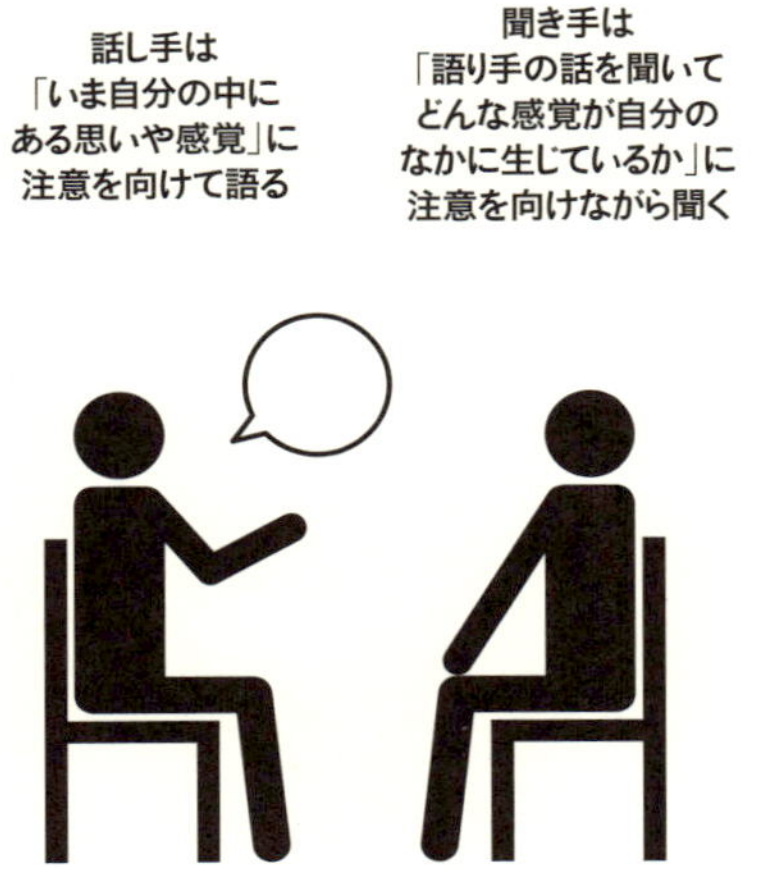
聞き手は
「語り手の話を聞いて
どんな感覚が自分の
なかに生じているか」に
注意を向けながら聞く
話し手は
「いま自分の中に
ある思いや感覚」に
注意を向けて語る

リフレクティング・ワーク（人数のめやす：3〜4人）

1 3〜4人でグループを作り、以下の役割を割り振ります。

①聞き手（ファシリテーターあるいはインタビュアー）：1人

②話し手（インタビュイー）：1人

③リフレクティング・チーム（観察しリフレクティングをおこなう人）：1〜2人

2 そのときのテーマについて、以下の流れで話します。

①聞き手と話し手による対話：10分

②リフレクティング・チームによるリフレクティング：5分

③聞き手と話し手による、リフレクティングを受けての応答：5分

④4人での体験の共有：5分

3 上記2の流れを一巡とし、役割を交代して4回繰り返します。

◎グループでの対話実践の基本となるワークです。話す人・聞く人と、リフレクティング・チームを分けることで、「話すと聞くを分けて」います。リフレクティング・チームは語り手が語ったことについて、自分の中に生まれた思いを、「いかがでしょうか」とさまざまな飲み物が乗っているお盆に新たに載せるイメージで場に差し出します（真実として決めつけたりせず、さまざまな意見の一つとして扱う）。

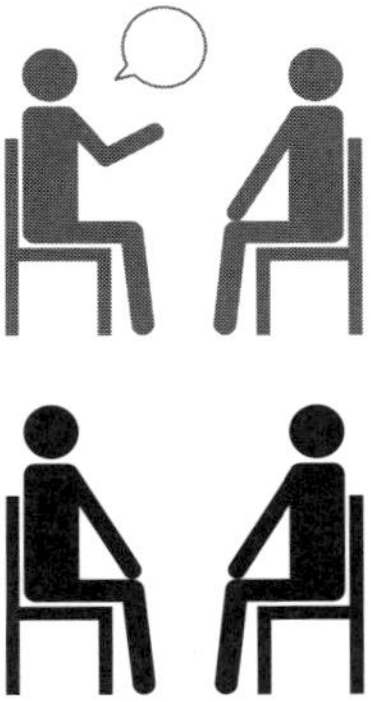

①話し手と聞き手による対話

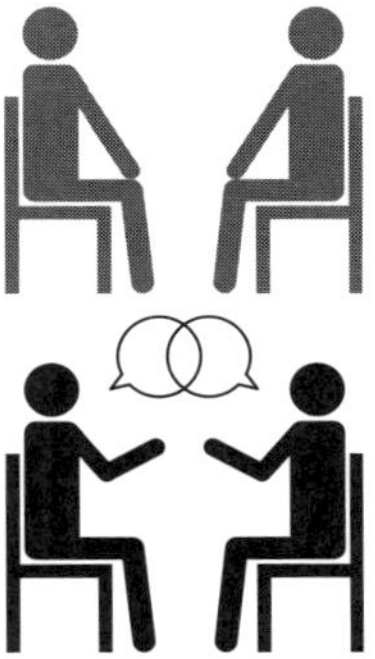

②リフレクティング・チームによるリフレクティング

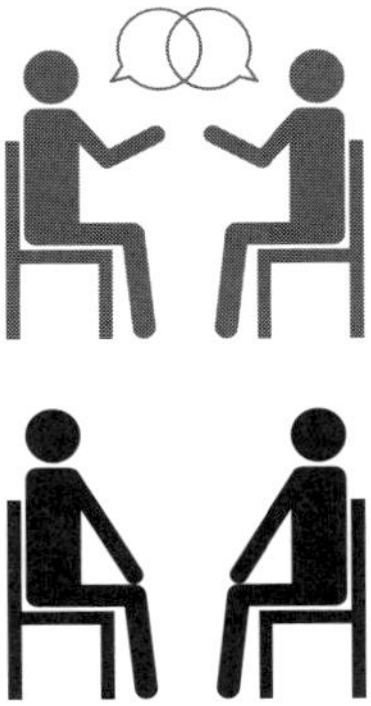

③リフレクティングを受けての対話

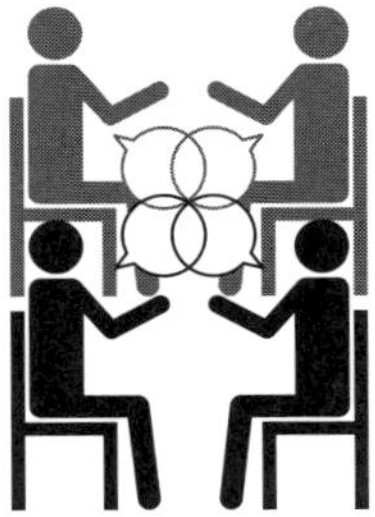

④全体でのシェア

◎安心できる雰囲気の中で、話し手の語りがリフレクティングによって少しずつ広げられ、さまざまな声が尊重されながら共有される場になると理想的です。そのための「間《ま》」を生み出すのが、リフレクティングという形式です。詳しい考え方や方法については、本ガイドライン258ページの説明をご参照ください。上述の時間や流れはあくまで一例で、状況に応じて変更可能です。

◎ワークで扱うテーマの例としては「なぜ自分がこの場にいるのか」「自分の仕事で、どんな価値を重視しているか」「オープンダイアローグから何を学び身につけたいか」「オープンダイアローグのどこが難しいと感じるか」「自分が最も興味を持つ・共鳴する言葉について」「職場でどうオープンダイアローグを生かせるか」「オープンダイアローグの7つの原則／対話実践の12の基本要素について（どんな原則が今の自分にとっていちばん共鳴できるか）」「ワークの中で生まれた思いが自分に何をもたらしたか」「自分の実践の中で起きた問題／よかったこと」「人生の中で起きたことで、今の仕事に影響のあったこと（自身の起源や家族についての話も含むが、開示できる範囲のものでかまわない）」などがあります。3人でおこなう場合は聞き手が同時にリフレクティング・チームの一員となります。

ロールプレイ（人数のめやす：5～9人）

1 5～9人でグループを作ります。

2 以下の役割を割り振ります。専門家チームと当事者チームは各2名以上になるようにします。

①専門家チーム（ファシリテーター あるいは セラピスト）：2～3人

②当事者とその家族などのネットワークメンバー：2～3人

③オブザーバー（観察者）：1～3人

3 各チームに分かれます。当事者チームは今回扱う架空ケースのロール設定について話し合って準備をします（10分程度）。

4 以下の流れで開始します。

①ロールプレイ：60分

②オブザーバーによるコメント（あるいはリフレクティング）：10分

③全員での体験の共有：20分

◎対話実践の基本を踏まえ、現実の治療・相談状況でどのように対話を進めていくかを練習するための重要なワークです。ロールプレイを通じて、本ガイドライン「4 さあ、対話をはじめよう」で紹介している治療ミーティング開始から終了までの流れ（専門家チームによるリフレクティングとその後の家族の応答なども含みます）を一通り練習します。上述の練習なのでケース設定は難しすぎないようにします。時間や流れは例ですので、状況に応じて変えていただいて

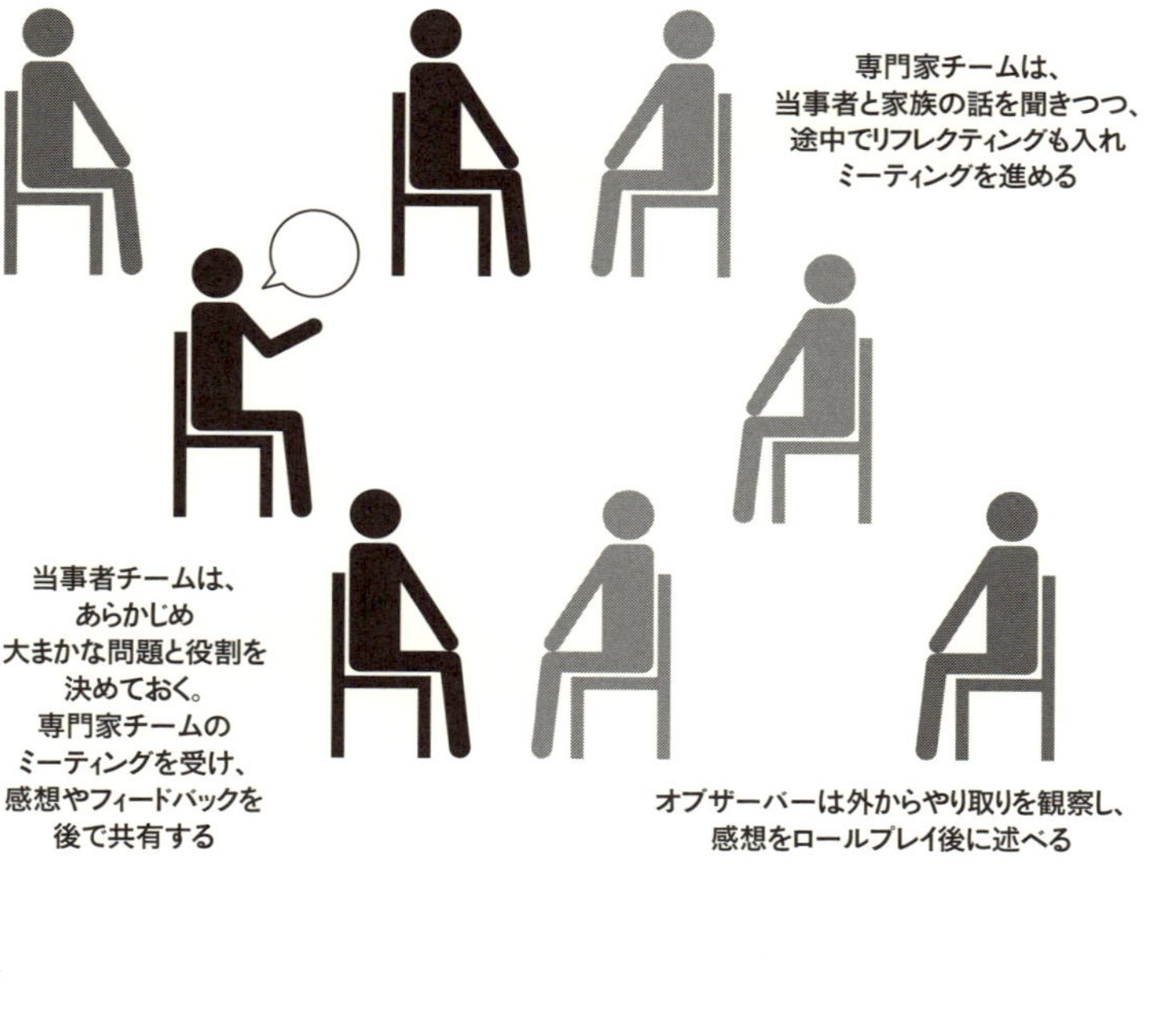
専門家チームは、当事者と家族の話を聞きつつ、途中でリフレクティングも入れミーティングを進める
当事者チームは、あらかじめ大まかな問題と役割を決めておく。専門家チームのミーティングを受け、感想やフィードバックを後で共有する
オブザーバーは外からやり取りを観察し、感想をロールプレイ後に述べる

かまいません。

◎慣れないうちは、専門家チームやオブザーバーによる「タイムアウト」のサインを決めておき、ロールプレイ中に適時、全員の時間を止めて、少し相談やコメントの時間を設けられるようにしてもよいです。たとえば「ここでリフレクティングを入れたいと思ったが、どうか」「Aの話題とBの話題どちらに行くのか……迷っているが相談したい」「現時点でのオブザーバーのコメントが知りたい」などといった使い方です。タイムアウト中は役割から降りて話してかまいませんが、全員がいる前で話すようにします。

◎終了後は全員で役割を降りて感想をシェアします。リフレクティング・ワークと同様、お互いを尊重しながらさまざまな声を安心して共有できるように気をつけます。

フィッシュボウル（金魚鉢）・ワーク（人数のめやす：20名以上）

1 大きな椅子の輪に全員が座り、その内側に5〜6脚程度の椅子で小さな輪を作ります。

2 話したいことや共有したい思いを持つ人が何人かで、内側の小さな輪の椅子に座ります。

3 内側の小さな輪の中で、出てきた人たちが自分の思いをそれぞれ話します。外側の輪の人はそれにじっと耳を傾けます。

4 小さな輪の椅子は常に1つ空けるようにします。外で話を聞いていて、自分で話したくなった人は内側の空いている席に座ります。出入りするタイミングは自由です。内側の輪の最後の席が埋まったら、内側の席に座っている他の誰かが椅子を空けて、外側の席に戻ります。

5 終了時間が近づいたら、内側の空けてある席をその場から外します。これが終わりの合図で、あとは残っている内側の人たちの対話で終了になります。

◎多人数で考えや気持ちをシェアするときに使われるワークです。多人数の中だと話せないことも、小さな輪だと話しやすく感じることがあります。ここでは内側の「話す人」と外側の「聞く人」を設けることでも、「聞くと話すを分けて」います。

◎外側の大きな輪にいる人は、内側の小さな輪での対話に耳を傾けながら、自分の中にどんな思いや感覚が生じるかに注意を向け、自身の中に響く声が生まれてきたら内側の輪に入って全体でシェアします。

◎内側の人と外側の人が代わる代わる入れ替わりながら、多くの人の声がシェアされると理想的です。トレーニングセッションの振り返りや一日のクロージングなどで使われます。

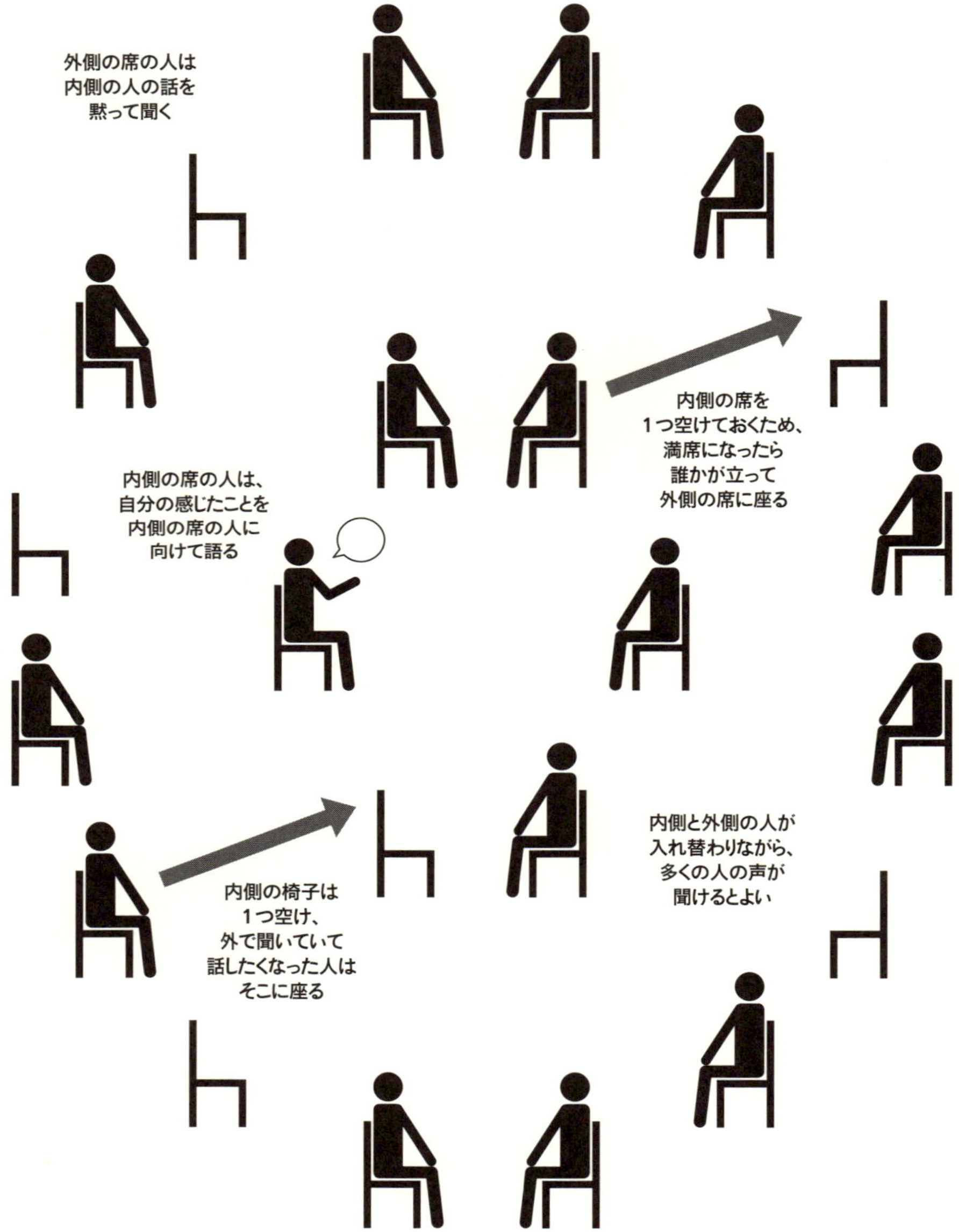
外側の席の人は
内側の人の話を
黙って聞く
内側の席を
１つ空けておくため、
満席になったら
誰かが立って
外側の席に座る
内側の席の人は、
自分の感じたことを
内側の席の人に
向けて語る
内側と外側の人が
入れ替わりながら、
多くの人の声が
聞けるとよい
内側の椅子は
１つ空け、
外で聞いていて
話したくなった人は
そこに座る

＊文献はオープンダイアローグ主要文献を参照

＊本ガイドラインはODNJPガイドライン作成委員会が作成し、運営委員会によって承認されたものです。第1版作成にあたっては、ミア・クルティ氏、カリ・ヴァルタネン氏を講師としたODNJPオープンダイアローグ・トレーニングコース（2017年）の内容を参考にするとともに、運営委員会、トレーニングコース修了生の協力を得ました。また、ドラフトに対するODNJP会員の意見も参考にしました。

[1] ODNJPヤーコ・セイックラ氏・ビルギッタ・アラカレ氏講演会「創始者が語る　オープンダイアローグ―誕生の物語と未来への可能性」（2017年8月20日、東京大学安田講堂）より。

[2] ミア・クルティ、カリ・ヴァルタネン「オープンダイアローグ入門」（オープンダイアローグ・トレーニングコース―ダイアローグ実践の基礎コース、2017年資料）などにもとづきます。

[3] 7つの原則の英語表現はOlson M, Seikkula J, Ziedonis D.（2014）にもとづいています。251頁表の「意味」欄、および250頁以降の「考え方」と「まず目指すこと」は本ガイドライン独自のものです。

[4] 「不確実性に耐える」および「対話主義」については、オープンダイアローグの根幹をなすものであるため、〝当面の目標〟を示すことはしませんでした。

[5] 12の基本要素は、Olson M, Seikkula J, Ziedonis D.（2014）にもとづきます。ただし、要素の配列の順番を変更しました（最後の11・12番目に配置されていたBeing transparent, Tolerating uncertaintyを対話実践全体にかかわる要素として強調するため、最初の1・2番目に配置しました）。また、各要素の解説部分は、本ガイドライン独自のものです。オルソンたちによる「12の基本要素」については、オリジナル論文と翻訳をご参照ください（主要文献に記載したURLから入手可能です）。

[6] 「円環的質問法」とはシステミック家族療法で使われる質問法で、家族間の関係性に焦点を当てるものです。たとえば「あなたの気分が落ち込んでいるときに、ご主人はどのように対応されますか?」というような質問をします。

著者紹介

斎藤 環（さいとう・たまき）

一九六一年岩手県生まれ。筑波大学医学研究科博士課程卒業。医学博士。爽風会佐々木病院等を経て、現在、筑波大学医学医療系社会精神保健学教授。専門は思春期精神医学、病跡学。

著書に『博士の奇妙な思春期』『承認をめぐる病』（日本評論社）のほか、『文脈病』（青土社）、『社会的ひきこもり』（ＰＨＰ新書）、『アーティストは境界線上で踊る』（みすず書房）、『母は娘の人生を支配する』（日本放送出版協会）、『「社会的うつ病」の治し方』（新潮社）、『被災した時間』（中公新書）など多数。『関係の化学としての文学』（新潮社）で日本病跡学会賞を、『世界が土曜の夜の夢なら』（角川書店）で角川財団学芸賞を受賞。

14章対談

村上靖彦（むらかみ・やすひこ）

大阪大学大学院人間科学研究科教授。一九七〇年生まれ。基礎精神病理学・精神分析学博士（パリ第七大学）。著書に『在宅無限大』（医学書院）、『母親の孤独から回復する』（講談社）、『仙人と妄想デートする』（人文書院）、『摘便とお花見』（医学書院）、『レヴィナス』（河出書房新社）等。

オープンダイアローグがひらく精神《せい》《しん》医療《い》《りょう》

二〇一九年七月二〇日　第一版第一刷発行

著　者　斎藤《さいとう》　環《たまき》

発行所　株式会社　日本評論社

〒一七〇‐八四七四

東京都豊島区南大塚三‐一二‐四

電話　〇三‐三九八七‐八六二一［販売］

八六〇一［編集］

振替　〇〇一〇〇‐三‐一六

装　画　坂口恭平

装　幀　川名亜実（オクターヴ）

印刷所　三美印刷

製本所　難波製本

検印省略

 ISBN978-4-535-98465-3

オープンダイアローグ

ヤーコ・セイックラ、トム・エーリク・アーンキル［著］
高木俊介、岡田 愛［訳］

A5判 本体2200円+税
ISBN978-4-535-98421-9

オープンダイアローグの基本的テキストの決定版!

●

オープンダイアローグを実践する

ヤーコ・セイックラ、トム・エーリク・アーンキル［著］
高橋睦子、竹端 寛、高木俊介［訳］

A5判 本体1200円+税
ISBN978-4-535-98443-1

京都で開催した来日記念シンポジウムをブックレット化

●

あなたの心配ごとを話しましょう

響きあう対話の世界へ

トム・エーリク・アーンキル、エサ・エーリクソン［編著］
高橋睦子［訳］

A5判 本体1400円+税
ISBN978-4-535-98467-7

支援者の気がかりをスタッフやクライアントに相談し解決するために

●

こころの科学増刊

対話がひらく こころの多職種連携

山登敬之［編］

A5判 本体1400円+税
ISBN978-4-535-90450-7

「対話」をキーワードに多職種連携実践のヒントを探る